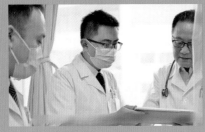
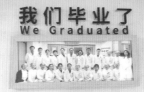
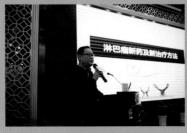
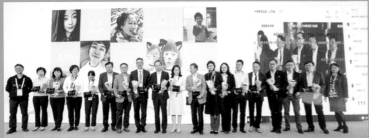
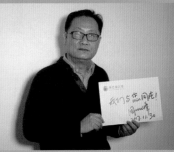
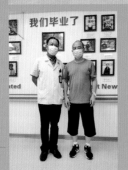

他就像太阳刚落时
天空那红彤彤的金星
他的面容在我们心的花园里
日落后也不会黑暗
因为他永远是明亮的

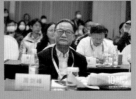
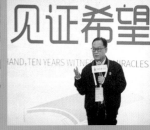
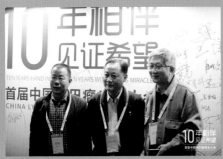
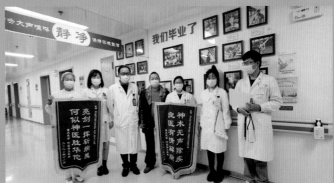
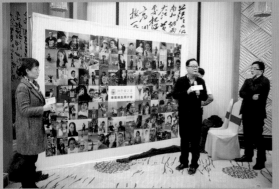
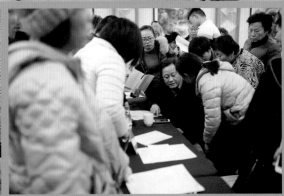

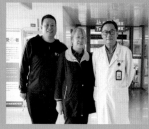
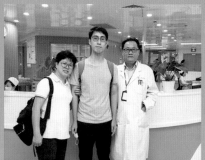
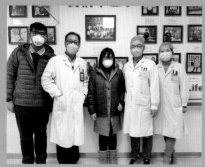
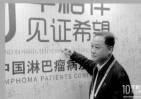
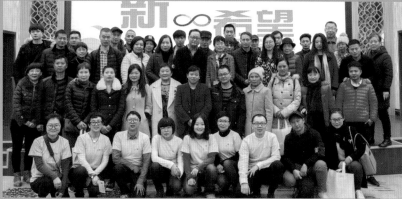
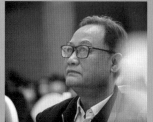
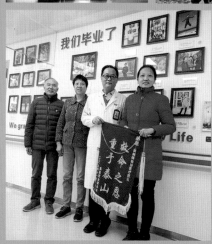
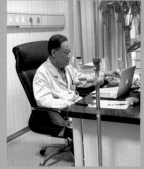
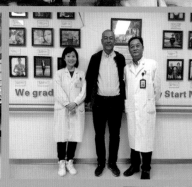
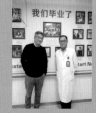

无论是"徽骆驼"还是"绩溪牛",其精神气质都是隐忍、内敛、坚韧、刻苦。

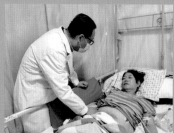
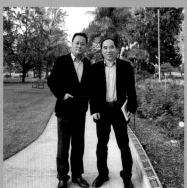
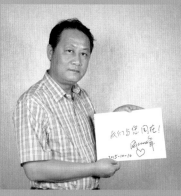

献给中国CAR-T治疗的追光者

周剑峰教授

绝处逢生

白雪世界　快乐岛病友群／编著

北京理工大学出版社
BEIJING INSTITUTE OF TECHNOLOGY PRESS

图书在版编目(CIP)数据

　　绝处逢生：献给中国CAR-T治疗的追光者周剑峰教授/
白雪世界、快乐岛病友群编著. -- 北京：北京理工大学
出版社，2023.6
　　ISBN 978-7-5763-2194-4

　　Ⅰ.①绝… Ⅱ.①白… Ⅲ.①造血系统－肿瘤－诊疗
②肿瘤免疫疗法③周剑峰－生平事迹 Ⅳ.①R733
②R730.51③K826.2

　　中国国家版本馆 CIP 数据核字 (2023) 第 065369 号

出版发行 / 北京理工大学出版社有限责任公司
社　　址 / 北京市海淀区中关村南大街 5 号
邮　　编 / 100081
电　　话 / (010)82563891(编辑部)
网　　址 / http://www.bitpress.com.cn
经　　销 / 全国各地新华书店
印　　刷 / 雅迪云印（天津）科技有限公司
开　　本 / 710 毫米 ×1000 毫米　1/16　　　　　　　责任编辑 / 户金爽
印　　张 / 14.5　　　　　　　　　　　　　　　　　　文案编辑 / 毛慧佳
字　　数 / 146 千字　　　　　　　　　　　　　　　　责任校对 / 刘亚男
版　　次 / 2023 年 6 月第 1 版　　2023 年 6 月第 1 次印刷　责任印制 / 王美丽
定　　价 / 68.00 元　　　　　　　　　　　　　　　　责任制作 / 格林图书

前言

周剑峰教授是一位杰出的临床医生和医学科学家、诗人、美食家，是中国 CAR-T 治疗的先驱与追光人和中国叙事医学最早的践行者，他带领的团队及时地捕捉了免疫治疗 CAR-T 疗法的最新动态，及时开展科研与临床试验，使团队的成果在世界医学领域上，代表中国发出了强有力的声音。周剑峰教授的英年早逝是中国医学界的一大损失，更是让病友们感到悲痛。

周剑峰教授生前一直希望能出一本由病人讲述自己故事的书籍，给处于至暗之中的病人予希望，今天，我们将病友们讲述自己的故事文章收集成册，出版了这本《绝处逢生》文集，病友们讲述自己的故事，生动、真实、感人，他们许多人没有较深的文字功底，没有优美的文学修饰，文章中甚至出现不少错字、别字和语法错误，但故事催人泪下，为了保持故事的原汁原味，我们在收集和编辑过程中都不忍做任何改动，这样也许会让处于至暗之中的病友看到更真实的与肿瘤抗争中的艰辛与希望。

在病友们讲述这一个又一个动人故事的时候，也表达了他们对周剑峰教授的无限追思与敬意。希望这本书能够记录下来，中国 CAR-T

治疗早期发展的每一步，能够激励病友们走出至暗绝处逢生，同时，能够纪念我们的钢铁侠——周剑峰教授。

感谢马军教授、黄河教授、赵维莅教授、徐钢教授、邱录贵教授拨冗为本书作序。

感谢胡鸿女士、周征涛先生为病友们做出的牺牲与奉献。

感谢全国各地的病友支持。

感谢白雪世界与快乐岛病友伙伴们的共同努力。

感谢所有为书籍出版做出贡献的朋友们。

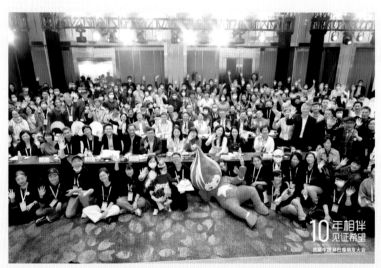

▲ 首届中国淋巴瘤病友大会

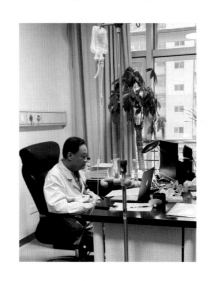

你是我的

半截的诗

半截用心爱着

半截用肉体埋着

你是我的

半截的诗

不许别人更改一个字

——周征涛引自于海子诗集《半截的诗》

周剑峰教授的自述

作为一个医生，我们每天面对各种病人。他们不仅是循证医学的数据，更是一个家庭爱和关注的聚焦点，我们在考虑每个治疗方案的时候，都需要慎重、权衡、专业。医疗需要技术，也需要人性的光辉和温暖。

作为一个老师，我们在面对学生的时候，即使是最不优秀的学生，也可能是遥远山村一个贫困家庭的全部希望，他们从遥远的地方经过奋斗来到你的身边，是为了实现理想，争取更好的未来，我们要以宽厚之心去成全他人之美，让每个在你身边的人得到提升。

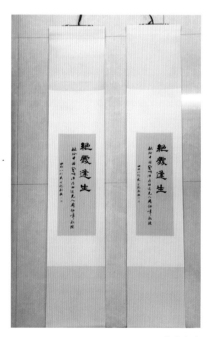

▲绝处逢生

CAR-T 治疗的追光者

周剑峰教授是中国血液肿瘤领域的领军人物之一，中国 CAR-T 治疗领域的早期开拓者与领导者。

1997 年，周剑峰教授毕业于同济医科大学血液病研究所，获血液学博士学位。2001 年，周剑峰从美国进修归国，两年后担任华中科技大学同济医学院附属同济医院血液内科主任。

"他是同济内科系最有才华的主任之一。"武汉医疗界一位不愿透露姓名的内科医生听闻周教授去世的消息，非常震惊，"他是非常难得的临床和科研都出色的医生，他把中国的 CAR-T 治疗提升到了国际高度，让世界听到了中国医生的声音。"

周剑峰教授生前曾对媒体形象地解释过 CAR-T 治疗的原理。"CAR-T 治疗是从癌症患者血液中收集并分离 T 细胞，而后在体外进行基因修饰，给 T 细胞装上'识别器'，让它们能很快识别肿瘤细胞。同时，基因修饰还会给 T 细胞装上激活信号，让它像带着引线的爆竹一样，只要遇到肿瘤细胞就'爆炸'，把肿瘤细胞杀死。"

2022 年 1 月，第二届中国血液学科发展大会发布了 2021 年度中国血液学十大研究进展。周剑峰教授团队的"应用全人源抗 BCMA CAR(CT103A) 治疗复发 / 难治多发性骨髓瘤的系列研究"获得了殊荣。相对于过去鼠源单链抗体 CAR-T 治疗方法，全人源的 CAR-T 疗法极大程度地减少了骨髓瘤症复发的概率，安全性更高。

如果他没有走，这项成果马上将从临床试验进入一线临床，造福更多患者。同济医院一位员工告诉长江日报记者，她上周还见过周教授，"他兴致勃勃地告诉我，马上有篇高分论文要发，今年还有两项重大突破。他还有好多的工作……太突然了……"

"让中国人不用再出国治疗"是他所想。

"能出国看病的人总是少数。尽快实施能解决问题的医疗新技术是我们医院、医生应尽的责任。"2013 年，CAR-T 细胞免疫疗法在美国已应用于临床，当时北京、上海等地各大医疗中心也开始了实体肿瘤的治疗试验，周剑峰敏锐地捕捉到 CAR-T 将是肿瘤医学的重大革命性进步，心心念念"让中国人不用再出国治疗"。

周剑峰生前在接受长江日报记者采访时多次提到，绝大多数复发难治血液恶性肿瘤患者在化疗、分子靶向药物治疗失败后，往往因无药可用而离世，而 CAR-T 就是他们绝处逢生的救命稻草。

2013 年，周剑峰马不停蹄地联络武汉科技大学生物医学研究所，加快了研究应用。此后，每周一次雷打不动地与生物医学科学家、实验研究员、临床医生做 CAR-T 病例讨论，成为周剑峰生活的一部分。第一时间将 CAR-T 试验结果反馈、改进、运用，不断缩短消除肿瘤的"最后一公里"。

经过长达半年的努力，2015 年 10 月，周剑峰团队成功实施了华中地区首例 CAR-T 疗法，为患者治疗复发的急性淋巴细胞白血病。

患者是一位同行，对于这种病，传统的治疗方法是骨髓移植，但即便实施半相合的骨髓移植，成功率最多也只有 30%，他今后的生活都将与并发症作斗争。周剑峰团队为该患者抽出 50 毫升血液，从中提取白细胞，利用基因工程技术，把它们变成一个个像带着 GPS 导航的"肿瘤杀手"，再将血液输回患者体内。之后，这些"肿瘤杀手"将准确地寻找白血病细胞并发动攻击，从而杀灭这些化疗也无法解决的白血病细胞。

2015 年 11 月 7 日，当患者的复查结果送到周剑峰手中，他在笔记本上写下泰戈尔的诗："我的心，像狂野的鸟儿，在你的眼里找到蓝天。"

随着 CAR-T 疗法治疗白血病病例的增多，周剑峰又开始了新的研究。2016 年以来，周剑峰又将 CAR-T 疗法成功运用于复发难治的淋巴瘤、多发性骨髓瘤，带领团队在血液系统这三种常见的血液系统恶性肿瘤的治疗上取得了突出的成绩，让来自包括美国、澳大利亚等国家的 600 多位患者受益。

"那个为我们带来光的人走了。"

周剑峰突发疾病去世的消息传出后，举院震惊，很多患者也难以接受。一位南昌患者得知后，第一时间用微信发消息向同济医生求证："是真的吗？难以置信！他真的是一个好医生。同济会举办追悼仪式吗？我想来送最后一程。"

"眼见着您这些年后背越来越弯，白头发也日益多了起来。"在淋巴瘤患者康复交流平台"淋巴瘤之家"上，周剑峰的一位患者发帖悼念："您说，好久没见猎豹刚哥了，想见见他。很多家属都能在病房里见到您，没架子，还经常给病人送药。"

　　长江日报记者注意到，这条帖子阅读量已达到 2 万多次。"心里特别难过，周教授的离世是所有患者的损失和遗憾。"一位患者在留言中详细讲述了他和周剑峰教授的故事。他说，他和周教授有一面之缘，周教授慈祥温暖的话语给了当时恐慌、绝望的他很大的安慰。"我永远都记得他轻松地说'霍奇金'是个小毛病，治好了过几年就可以生孩子，以后我就能过上和正常人一样的生活。每每在论坛上看到他取得的新成绩和新突破，我对自己的未来就更多了一份安心和信心。"

　　很多患者的留言都非常令人动容："您是我们的精神支柱，是淋巴瘤患者的最后一道防线，提到 CAR-T，您是病友的首选！愿给我们带来光的您，在另一个世界安好！您留下的光源，也会越来越亮！"

　　截至记者发稿前，周教授的家人过于悲痛，无法接受采访。从与周教授生前有限的交流中，记者了解到，周教授喜欢看武侠小说，熟悉他的人都喊他"大侠"。他曾告诉记者："我喜欢迎难而上，我希望通过持续不断地努力，打通抗击肿瘤的'最后一公里'，做制定标准的救命侠客。"

　　救命侠客，您一路走好！

（转自长江日报，武汉晚报等媒体，特此致谢。）

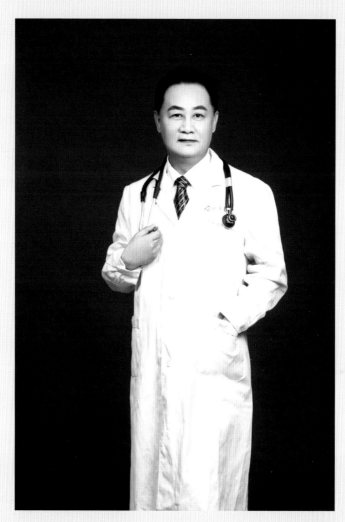

▲ 周剑峰教授

周剑峰教授简介

博士、教授、主任医师、博士生导师、国家杰出青年基金获得者、华中学者领军人才特聘教授、国务院政府特殊津贴专家。华中科技大学同济医学院附属同济医院血液科主任、内科学系副主任、湖北省血液免疫细胞治疗临床研究中心主任、同济医院临床研究中心主任。中国抗癌协会血液肿瘤专业委员会主委；中国中西医学会血液肿瘤专业委员会副主任委员、中国抗白血病联盟副主席、中华医学会肿瘤学分会转化医学组副组长。曾任中华血液学杂志等学术杂志编委等。

周剑峰教授主要致力于白血病、淋巴瘤等血液肿瘤的分子诊断、分子治疗和细胞免疫治疗。2001 年以来，作为主要负责人，他先后主持国家 863 专项、国家杰出青年基金项目、国家自然科学基金重点项目、国家血液系统疾病临床医学研究中心重点项目等。在血液系统疾病的精准治疗方面取得了较突出的成绩。他已在国际知名杂志发表专业论文 100 余篇，论文总被引用 2000 次，研究成果分别获得国家科技进步二等奖、教育部提名科技进步一等奖、华夏医学奖一等奖等奖项，以及湖北省自然科学一等奖。

序 一

真不敢相信，剑峰就这样走了，事发突然，留给我们的是无限的悲痛。

3月27日，我们约好在线上讨论CAR-T指南，没想到意外突然降临，因冠状动脉夹层破裂，他昏倒在书房，被人紧急送往医院后，经抢救无效去世。记得意外发生的前一天午夜，剑峰还在跟我通话，探讨如何减少CAR-T的毒副作用，以及如何规范化治疗。这份指南，原计划在4月1日出版。

中国血液病学发展至今走过107年，历经了5代临床医生，我算是第三代，剑峰比我小10多岁，是第四、第五代的中流砥柱。对血液专科医生来说，他正处在专业年龄的鼎盛时期。20多年前的2001年，他从美国进修归来，与我交谈时曾经感叹："中国的临床医生缺乏对于基础研究的培养，现代血液病学医生急需把基础研究与转化医学应用到临床上。"此后数载，我们紧密协作、共同学习，而我也见证了他一步步成长为国内CAR-T治疗的领军人物的历程。可以说，他的孜孜以求和不懈努力，把中国的CAR-T治疗提升到了国际高度。

剑峰是一个不折不扣、埋头于临床和学术的医生、科学家。20年前，他就颇具前瞻性地选择了深耕淋巴瘤领域，也总能敏锐地捕捉到行业的前沿进展。近十年，他在 CAR-T 细胞免疫研究和治疗领域取得了突破，并不断地把研究成果转化为产品并应用在绝症患者身上，挽救了大批无药可治的生命，这不仅提升了临床治疗水平，还推动了整个学科未来的发展。

得知百位患者及家属向剑峰敬献鲜花寄托哀思，众多康复患者从全国各地赶来冒雨参加他的送别仪式，几百位患者专门建群在线上悼念他，我很是感动。他与患者的关系像挚友、像亲朋，在当前国内医患关系的大环境中就像一支报春花，显得十分独特。这是因为他把解除患者的病痛视为毕生最高追求，不忘医者初心，真正践行了一个党员医生全心全意为人民服务的宗旨，为我们树立了最真实的先锋模范榜样标杆。他才华横溢、为人谦逊儒雅，医德高尚，对同事、患者如春天般温暖，是同事和同行的良师益友，是患者及家属的亲人。他不仅救人无数，桃李满园，在坚韧的外表下拥有一颗柔软的心，还热爱生活，具有强烈的人文精神关怀与追求。他是一个具有高尚情怀的人，也是我们眼中乐享人间烟火的可爱的普通人。他之所以伟大，在于他是桥梁，而不是目的。剑峰便是这样一座桥梁，是拽着合作者、拖着患者、推着技术往前走的连接者。

记得我接手的第一位年轻的淋巴瘤患者因为无药可医，只能眼巴巴看着他离开这个世界。如今各种新的药物、新的治疗手段层出不穷，中国大型医院在淋巴瘤治疗方面已与世界先进水平差距不断缩小。虽然北上广等大医院淋巴瘤的治愈率已经接近国际水平，但全国总平均水平还很低，特别是农村、西部边远地区还有很多患者由于贫穷而看不起病。研究探索推进先进的诊疗技术，尽可能让所有患者看得起病，这样才能大大提高中国患者的总体治愈率。在这个过程中，良好的医患关系也颇为重要。这些都是我和剑峰的共同愿望。希望同战壕的战友们保重，钢铁侠倒下了，还有更多保护你们的钢铁侠，挽救病人的生命就是我们的责任和承诺。有我们在，你们今后会更好！

剑峰用他平凡的一生做出了不平凡的贡献，他研究的创新性、科学性，他投身医学的信念、对患者极度负责的职业精神、他无微不至替患者着想的善心，无不影响和激励着我们。作为转化医学的临床医生，我觉得他的一生是完美的，是丰富的、硕果累累的、有价值的。患者的生命高于一切，纪念他也是在激励我们血液病学的医生和研究者，来像他一样为患者服务，为攻克血液肿瘤不断奉献奋斗！

从事血液淋巴瘤研究的一位老医师　马军

二〇二二年四月二日 于哈尔滨

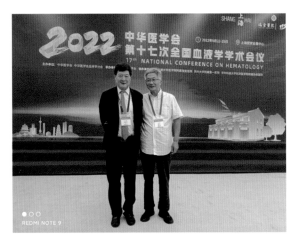

▲从事血液淋巴瘤研究的一位老医师 马军

● 马军教授简介

医学博士、教授、主任医师、博士生导师,以及《常见肿瘤治疗进展》副主编。

现任哈尔滨血液病肿瘤研究所所长,中国抗癌协会临床肿瘤学协作专业委员会执行委员会主任委员,中华血液学会常委,中国科协理事,中国医师协会理事。他长期从事血液病的临床研究工作,是我国首批赴国外学习的留学生。首次在急性早幼粒白血病治疗上采用序贯治疗的方法使急性早幼粒细胞白血病85%的患者痊愈,并使之成为国际公认的金标准方案。他所领导的研究所是东北第一家开展造血干细胞移植的单位,不仅是东北地区血液病肿瘤治疗中心,也是我国血液学界四大研究所之一。在国内外各杂志上发表论文280篇,编写和参与编写血液病和肿瘤治疗专著12本,获国家、省、市科技奖20余项。

序 二

　　剑峰教授悄悄地离开了我们，悲痛之情溢于言表。

　　亦师亦友。初识剑峰教授在 2005 年，那时我还是一个年轻的小医生，而剑峰教授已是血液科的大主任。每次我在台上讲课时，剑峰主任总会率先提问，给我们的工作提出了宝贵的建议。每次我邀请他讲课，剑峰教授总是欣然应允，展示团队的最新成果和将来的展望。剑峰教授总是肯定我们的想法，并尽最大努力给予支持，也希望我们尽最大努力给比我们更年轻的医生支持。学术之余，剑峰主任却经常"否定"我对安徽风土人情的认知，"这个不正确，我来和你仔细讲一讲。"于是，他绘声绘色地谈起了家乡的点点滴滴，大家专注地听着，一片欢声笑语，好像就在昨天。

　　德才兼备。剑峰教授是一位严谨的学者，事必躬亲。记得在离开前两天的一次线上讲课，他特别指出了 PPT 中的一个小错误，这样的情景出现过许多次，却不承想这是最后一次。剑峰教授是一位谦逊的医者，总是身先士卒。他的团队在血液疾病的分子诊断和免疫治疗走在国际的前沿，但知晓许多他取得的成绩并非出自他本人。他的微信中展示得最多的是他的患者，心中想得最多的也是他的患者，为他的患者付出了很多。一天，剑峰教授专程打来电话，告诉我同济的志愿者团队和瑞金的志愿者团队走在一起了。"这个特别重要！"，知道剑峰教授对患者非常上心，但我不曾知道您随时随地关注着每一位患者的病情，真正做到了生命至上，成就大医美德。

心志高远。"钢铁侠"是剑峰教授的微信名，这代表学术、医术，更是代表了心术，能够使一个人始终坚守理想的力量，来自一个人对未来的憧憬。秉承信念，坚韧不拔，不畏艰难，自始至终。剑峰教授您放心，您未完成的工作，我们接力前行，您所设想的未来，我们负责实现。《我与周剑峰教授的故事》不会因您的离去而终止，而是会传递给更多被治愈的患者。

剑峰教授悄悄地离开了我们，怀念之情永存心中。

赵维莅于上海瑞金医院

二〇二二年四月二日

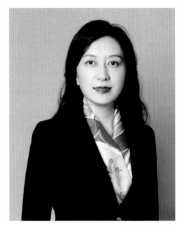

▲赵维莅教授

●赵维莅教授简介

博士，主任医师，教授，博士生导师，国家杰出青年科学基金获得者，教育部长江学者特聘教授，国家科技部领军人才，百千万人才国家级人选，国家有突出贡献中青年专家，享受国务院政府特殊津贴。现担任上海交通大学医学院附属瑞金医院副院长，上海血液学研究所常务副所长，上海交通大学医学院附属瑞金医院血液内科常务副主任。还担任中华医学会血液分会副主任委员，淋巴细胞疾病学组组长。中国实验血液学会秘书长、中国临床肿瘤协会抗淋巴瘤联盟副主席、*FRONTIER IN ONCOLOGY*，《中华血液学杂志》《药学进展》副主编；同时，还是*BIOMARKER RES*，*PATHOBIOLOGY*，《临床血液学杂志》《白血病淋巴瘤》编委。

序 三

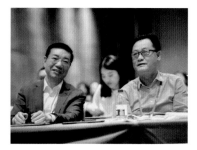

▲黄河教授（左）周剑峰教授（右）

永刚，明天是送剑峰教授的日子，因为疫情我无法赶到武汉。我与剑峰相识20年，如此有才华和情怀、把患者放在第一位的优秀医生英年早逝，实在令人无法相信，痛心不已！我们是在剑峰召开的会议上认识的，剑峰担任主席和主持人，侃侃而谈，风流倜傥，仿佛就在昨天。谢谢你把这么多患者满怀深情对他的感激与悼念文章发给我，我知道这些是他最为在意的事情，心中的纪念是永恒的。他的精神也会激励中国血液同行不断进步。让我们一起怀念他！

黄河

二〇二二年三月三十日于浙江

●黄河教授简介

主任医师，教授，博士生导师。浙江大学医学院党委书记、副院长。浙江大学医学院附属第一医院院长、党委副书记，骨髓移植中心主任，浙江大学血液学研究所所长。中华医学会血液学分会造血干细胞应用学组副组长，中华骨髓库专家委员会副主任委员，亚太国际骨髓移植组织国际学术委员会常务委员。

平生湖海少知音·追思挚友周剑峰教授

距离剑峰教授的离开，已七月有余，时常唏嘘，每每翻读 CAR-T 细胞临床医学研究领域的相关文献，还总是与剑峰教授的文章和名字不期而遇，虽天人永隔，却音容宛在。

犹然记得，三月二十七日，初闻剑峰教授猝然离世的消息，带给我的震惊和悲痛！相识二十余年，我与剑锋教授不仅是处于同一个医学研究领域的同道，更是挚友。

作为血液学免疫细胞治疗领域的引领者，他是同道眼中治学严谨的儒雅学者，是被学生们尊敬爱戴传道授业的师长，更是患者眼中尽全力施治，有温度的大医。而我私下里认识的剑峰教授，是带领团队奋力前行的拼命三郎，是业内对标看齐的标杆，是相谈甚欢理念契合的好友。褪去讲台上的光环，回归生活的他会和朋友们展露有趣的灵魂，如他不仅酷爱美食，堪称老饕，还是有着诗人浪漫情怀的文艺中年,有着将年少时读过"飞雪连天射白鹿"的侠气延续至今的剑胆琴心,更是家人心目中承上启下的顶梁柱,当他晒出爱犬的照片时,你甚至无法不动容于他眼里盛满的温柔的光。

已识乾坤大,犹怜草木青。与他相识的人,很难不被他对待工作和生活的那份执着的热爱打动。这样带着耀眼生命光芒的人,猝然离世,才56岁便陨落于人生和职业的黄金时代,给家人、血液学科领域和众多患者造成了不可估量的损失!消息传来,国内众多血液学科的专家、相关科研人员和患者都怀着悲痛的心情纷纷在社交平台发文进行怀念和追忆,在剑峰教授的送别会上,最让人泪目的是百余名患者自发前来送别,而"仁者悬壶沐春风"是致医者最高的哀荣!

剑峰教授生前是通达开朗的人,悲悲戚戚不是他喜欢的怀念方式,他留给我们的回忆足够温暖,他在业界留下的丰厚学术资产也足以引领后人。阅读他生前的文章,感慨人生长河曲折错落,挚友已逝,幽思长存,只是平生湖海少知音!

邱录贵

二〇二二年十一月一日夜于灯下

●邱录贵教授简介

邱录贵，中国医学科学院 / 北京协和医学院二级主任医师 / 教授、博士生导师、博士后合作导师。中国医学科学院血液病医院淋巴肿瘤中心主任，兼天津市脐带血造血干细胞库医学主任。中国医学科学院中

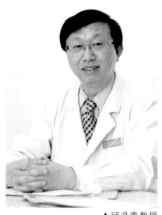
▲邱录贵教授

国协和医科大学引进人才，天津市"131"人才工程第一层次人才，第七届全国卫生计生系统突出贡献中青年专家，2020 年国务院政府特殊津帖专家，天津市和中央保健委员会专家。

现任：国际骨髓瘤学会（IMS）委员、国际骨髓瘤工作组（IMWG）专家、中国抗癌协会常务理事兼血液肿瘤专业委员会名誉主任委员，中国临床肿瘤学会淋巴瘤联盟副主席，中国医院协会血液机构分会副主任委员，天津市抗癌协会副理事长等职，同时担任 *Blood Advances* 及《中华血液学杂志》等 8 种国际和国内核心期刊编委。

先后获得天津市"五一劳动奖章"，天津名医（第一批），天津市人民满意好医生，天津九三学社年度人物，北京协和医学院优秀教师等荣誉。

万古人间四月天

——追忆我的丈夫周剑峰教授

1966 年初夏，他出生在皖南绩溪县。当时，那个山清水秀的小县城还隶属于徽州地区，因为文风兴盛，历史上出过胡适等文化大家，因此有了"东南邹鲁"的别称。作为中国三大地域文化之一，徽州文化的图腾无论是"徽骆驼"还是"绩溪牛"，其精神和气质都是隐忍、内敛、坚韧、刻苦。

7 岁开始，他就读于绩溪县城的华阳小学，之后在绩溪中学完成了初、高中的学业。因数理化成绩突出，高考前，他被浙江大学提前锁定，只待高考分数过线，便顺理成章成为浙江大学某理工专业的一名新生。然而，命运跟他开了一个玩笑，最后他因高考数学成绩特别低（这也是困扰了他半辈子的"悬案"）未达录取分数线而与浙大永远错过，被调剂到安徽中医学院（今安徽中医药大学）。由此，他阴差阳错地开启了与疾病和患者打交道的职业生涯。

《裴子言医·序》云：德不近佛者无
以为医，才不近仙者无以为医。也许冥冥
之中，他就是那个"为医者"的天选之人吧。

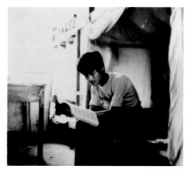

▲ 考研之路

本科毕业后，他被分配回原籍的某
中医医院工作，日复一日简单重复的医疗
工作乏善可陈。某一日，他偶然读到了印
度盲人教育部部长《内心走向世界》这篇英文文章，心中"成为大医，
救治病患于天下"的梦想瞬间被重新激发，决定参加研究生的考试。接
下来的两年，他备考的日子基本是一部孤独的奋斗史，小县城消息闭塞，
可利用的学习资料非常有限，有些借来的资料必须在规定的时间里还给
市里的同学。20世纪80年代，国家的物资还很匮乏，打印机、复印机
这些现在稀疏平常的工具，当时只在外国电影里可见。在昏黄的台灯下，
我们俩并排坐着拼命手抄资料的场景到现在依然历历在目。可就在那么
艰苦的条件下，他仍然坚持完成了所有考研科目的学习，并背下了新概
念英语第三、第四册的全部内容，还通读了每期的《英语世界》。实现梦
想的渴望让他着了迷，达到了物我两忘的境界。每至深夜，躺在床上闭
目复习一天所学时，他的大脑竟然像一台印刷机，白天看过的知识点全
部自动地映射出来。1991年9月，他如愿以偿地迈进了同济医科大学（现
华中科技大学同济医学院）的校门，成为一名血液学专业的研究生。

因为中西医教育模式和教学内容天差地别，从中医专业过渡到西
医的血液病临床专业（重症再生障碍性贫血研究方向），一路上学习和

研究的艰辛曲折难以一一道来，只能说整个研究生阶段的求学经历相当于回炉重造。在生活中我们两地分居，日子困顿，贫穷而且艰难，每当换季的时候，他总会因为没钱购买合适的衣服发愁；学业上的困扰更是让他常常夜不能寐。西医的药理学、血液病学、实验诊断和心电图学，特别是分子生物学和生物化学的课程，是他大学 5 年中从未接触过的。他按照课程要求去图书馆借了一堆生化的书籍，翻了翻一个字都看不懂，在黑夜中硬着头皮一个字一个字地啃，硬是凭着"绩溪牛"踏实、吃苦耐劳的韧劲，让自己的生化考试成绩超过了很多西医出身的同学。当时，实验条件也十分有限，他经常为了完成某个实验，或做出漂亮的实验数据，带着两个馒头和几支葡萄糖，在实验室一待就是一整天。**英语一定要熟练掌握，以便了解世界上最新的科研资讯和动向；分子生物学和生物化学这些基础学科务必学扎实；尽早开始课题研究，多练笔写科研文章；注重临床技能的训练，为当一个好医生打下坚实的基础。这四条自我要求贯穿了他六年研究生学习的全过程。**"所有的突破都有一个量的积累过程，再难的事情，只要咬咬牙，一直朝着某个方向坚定地往前走，最后总能达到你的目标，人生中壮丽的风景都在人迹罕远之地"。儿子成年后，他数次回忆自己求学、研究、从医的历程，做出了总结。

树立把拯救血液病患者的生命作为他毕生事业追求的初心，萌芽于他入病房实习期间。当时医疗条件和医疗技术所限，一旦患上血液系统肿瘤疾病，患者的生命基本上就开始倒计时。"当那么多年轻的、富有朝气的生命，有的是才刚刚当了几个月的妈妈，有的是考上大学不久的青年学子，有的是追着我喊医生叔叔的小姑娘……他们对生充满渴望的眼神，一天天在我面前暗淡，最终不治而亡。从那时起，我就发誓一定要当一个好医生，以毕生精力去研究攻克血液肿瘤的方法"，他在一本旧日记里这样写道。往后经年，他一直践行着自己的誓言。无论是求学于同济医学院，还是在美国达拉斯西南医学中心和芝加哥从事博士后研究工作，以及后来回国供职于武汉同济医院血液内科，他一直在孜孜探索血液肿瘤的治疗方法，从未停止过研究攻克血液肿瘤的脚步：重组腺病毒干预治疗、脐血治疗、干细胞治疗……特别是在 2015 年美国血液学年会上受世界优秀同行的启发，开始进行淋巴瘤的 CAR-T 治疗研究以来，他的身体肉眼可见的衰老虚弱，须发眉毛尽白。科学研究的道路是孤独崎岖的，失败和挫折的迂回是常态，作为医生和临床研究科学家双重身份的劳心劳力，旁人可以知晓，但不能体会。2018 年春天，我们有幸邀请了我们的老师——一对 80 多岁的当地教育界名流伉俪来武汉小住，四天里老师近距离地感受了一下他的生活、工作节奏。因为两次亲见他晚饭时间接到了病房的电话，放下吃了一半的饭碗冲去光谷院区的病房，直至处理完病人深夜才回。老师发出三声感叹：太敬业！太苦太累！太不容易！老人家哪里知道这一切对于他来说都是常态。仅在 2021 年，像这样夜半三更赶去病房抢救患者的事情至少发生过十几二十次。他去世后，病友来家里悼念，看到我们住了 15 年的家墙皮脱落，装修风格过时，失声痛哭：这么大的教授住的房子还不如我在乡间的！殊不知一直住在这套老旧房子的原因，就是因为这儿离医院步行距离仅需 10 分钟左右，能够在第一时间赶去医院处理病人突发的状况，为此我们在汉江边上的新房子他甚至一次都没有去住过。他投入了自己全部的热

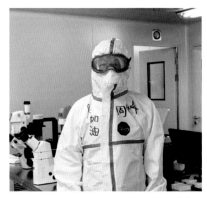

▲疫情下的周剑峰教授

情，努力忘我工作，用半辈子的时间过早走完了别人一辈子的人生之路。

疫情以来，很多人开始重新审视人生的意义。他们悲观地认为：人生毫无意义！人来世上一遭，只不过是消耗掉一些物质，改变周围的一些物质，然后离开。但于他而言，每一个 CR 病人的数据，就像一块块无形的奖牌，让他觉得自己的人生充满了"利他"的意义；每一个"毕业"的患者，都是他前进的助动力，赋予他忙碌的人生再次向更高更好目标出发的意义。他发给我的微信，基本上都是病人病情的好转和进展的分享。现在回看这些文字，不由让我想起小学课本中那篇《钢铁是怎样炼成的》节选里的话：人生的意义在于当他回首往事时，不因虚度年华而悔恨，也不因碌碌无为而羞愧……作为他最亲近的家人，既欣慰又自豪。

世间万物，始于心，终于心！作为一个医生，患者在他心里从来不是一个简单的循证医学数据。每一个生病的个体，被他当作病人家庭爱和关注的聚焦点来考量，慎重跟团队的医生们讨论，权衡，制定

出最适合、最专业的治疗方案。"医疗需要技术，也需要人性的关爱和温暖"，他总是这样教育自己的学生们。作为一个老师，他把考到他身边的学生们当作自己的孩子来全心栽培，尽他最大的努力去促成年轻学子们实现理想，争取更好未来的心愿。他短短的一生始终保持着以毕生精力拯救患者的初心；保持着让身边每个人都有机会得到提升的宽厚之心。他就像一头默默耕耘的老黄牛，踏实刻苦，不惜力气，在工作中不断磨炼、提高自己的心性，让它更纯粹、更美好。他不是神医喜来乐，他的名字叫周剑峰。一个把患者当作自己亲人一样来用心对待，用心救治的血液科医生。一个平凡而伟大的人！

　　他在青禾扬穗、风摇绿叶的初夏降生在古老的徽州大地，又在燕子绕梁、桃红李白油菜花灿烂到天际的四月的第一天回归了徽州大地的怀抱。他这个徽州之子，在短短的 56 年人生里带给人间的是爱是暖，是不懈的努力和无私的奉献，他的人品如同暗夜里皎洁的月光，如同万古人间四月天那般美好。

　　他就像太阳刚落时

　　天空那红彤彤的金星

　　他的面容在我们心的花园里

　　日落后也不会黑暗

　　因为他永远是明亮的

周剑峰教授的妻子胡鸿

草于二〇二二年九月二十一日

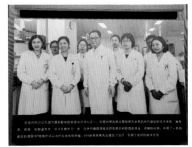

▲周教授与他的血液实验科研团队

亦师亦友二十五载

——追思挚友周剑峰教授

　　每天忙忙碌碌,转眼间周剑峰教授离开我已近一年了。虽天人永隔,往事却依然历历在目。相识二十五载,剑峰教授不仅与我是在同一所医院工作的同事,更是我医学研究中的良师和挚友。

　　与剑峰教授初相识在 1997 年 7 月。他刚博士毕业分配来同济医院工作,恰巧第一站就到肾内科轮转,而我当时是肾内科病房的医疗组长,成了他第一任的带教老师。工作勤奋、肯钻研、对病人上心,是我对剑峰教授的第一印象。那时,他总随身带着一本英文杂志,闲暇时就在办公室看。我问他,什么杂志这么吸引人,他立马兴奋地和我说:"徐老师,这是 *Science*,我给你推荐几篇这里面的文章,非常有看头。"当年,我只听说过 *Science* 的"大名",却从未阅读过这本全球顶尖的学术期刊,他所说的内容大部分是血液内科基础研究,因为专业不同,我对其中的研究内容不甚了解。但他讲述时眼睛里的光芒,却让我可以真切感受到他对医学研究的热爱，明白他能敏锐地捕捉到行业的前沿进展。受他的感召，从那时起，我逐渐对医学研究产生了兴趣，并在自己的肾病治疗研究领域取得了一些成绩。可以说，剑峰教授无意间成了我从事医学研究的领路人，让我可以在总结现有治疗方法的基础上不断研究新的技术来攻克疾病，在造福患者方面他是我的老师。

剑峰教授是个有着执着信念的医生。从当医生的第一天开始，他就从未放弃过去世界上最好的医疗研究机构深造研修，探寻攻克血液肿瘤方法的梦想。20世纪90年代，我们国家尚未普及互联网，资讯也欠发达，出国留学研修的申请不像现在发出一封电子邮件，分分钟就能实现，医院对面的涉外酒店传真的费用也不是一个刚工作的小医生所能承受的。剑峰教授就手写申请信，一封又一封，锲而不舍，终于在一年后收到美国西南医学中心博士后研究的邀请函。而我受他的影响，也随后于1999年12月申请成功，顺利赴美国大学进行博士后研究。

剑峰教授比我年长一岁，在生活上、学术研究上，他时常像温暖宽厚的兄长。初到美国时，无论是工作方式还是生活习惯我都有些"水土不服"，剑峰教授每天都会给我打电话询问情况，事无巨细面面俱到，有时一打就是两个多小时。有一年冬天，我去芝加哥参观他的实验室，顺便现场讨论在研究中困惑的实验技术问题。恰巧前一晚，芝加哥下了很大的雪，早晨醒来，车子竟然被埋在了雪里，我们俩就深一脚浅一脚走去泊车场，一起把车从雪里挖出来，再开去实验室。我们在美国留学深造期间，像这样深度的学术探讨和交流不计其数。剑峰教授给予我的这些无私帮助与支持，让我很快在自己的领域里找到了研究方向。

在美国的几年，我和剑峰教授虽不在同一城市，但几乎每到周末我都会驱车几百公里去芝加哥与他见面，我知道剑峰教授酷爱美食，就从我所在的爱荷华开车给他送刚钓到的活鱼，他开心得像个孩子，一边念叨鱼怎么做好吃，一边张罗着送给附近住的中国留学生分享。他知道我酷爱篮球运动，芝加哥公牛队那几年在 NBA 的比赛中风头一时无双，就特意抽空陪我去参观芝加哥公牛队的主场联合中心球馆，并给我在偶像乔丹的塑像前留影。我们也经常驱车密西根湖畔畅谈人生理想，畅谈医学科学的进步与发展，这一帧帧画面仿佛就发生在昨天，今天回想起来颇有"恰同学少年，风华正茂；书生意气，挥斥方遒"之感。

相识、相交、相知二十五载，我亲见剑峰教授为了医学事业，从当初英俊的小伙儿，慢慢变成了须发眉毛尽白、衰老虚弱的半大老头。2003 年，剑峰教授被医院任命为血液内科主任，他曾忐忑地和我说："从小到大，我连小组长都没有当过，这突然一下子让我当科主任，不知道能不能做好。"从他当血液科主任开始，差不多二十年过去了，就连小组长都没当过的剑峰教授，把一个在国内名不见经传的科室，带到了今天医疗和科研在血液病学业内都有很高知名度的地位，并在 CAR-T 细胞治疗、EB 病毒相关疾病治疗等领域取得了一系列原创性成果，把中国的 CAR-T 治疗水平提升到了国际高度，在 ASH 等世界性的血液年会上，让世界听到了中国医生的声音。为推动国内血液学可持续发展和增强中国血液病研究的国际影响力和培养领域内的青年人才做出了重要贡献。

为了实现"让中国人不用再出国治疗"的梦想，剑峰教授奉献了自己的一生。他的精神会一直激励我们，去治愈、去帮助患者，去带领学生攀登医学的高峰。

写这篇文章时，冬日的阳光正好照在办公室的窗台上，旁边是我们俩在自由女神像的合影。看着照片，我感觉他仍在我们身边，不曾离去。

徐钢于武汉同济医院

二〇二三年二月四日

●徐钢

二级教授、主任医师、博士生导师华中科技大学同济医学院附属同济医院内科学系主任兼肾内科主任

●社会任职

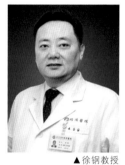

中华医学会肾脏病学分会常委、中华预防医学会肾脏病预防与控制专业委员会副主委、湖北省医师协

▲徐钢教授

会肾脏内科医师分会主任委员、湖北省肾脏替代治疗临床医学研究中心主任《临床肾脏病杂志》主编、五年制本科临床医学专业规划教材《内科学》编委成员、国家卫健委住院医师规范化培训教材《内科学 肾脏内科分册》副主编

多次承担国家自然科学基金重点项目、重大研究计划重点支持项目、国家自然科学基金重点国际合作项目及国家自然科学基金面上项目等。在*Cell Metabolism,Science Advances ,KI,JASN* 等杂志上发表了多篇论文。

纪念周剑峰兄长

剑峰兄长今年三月突然离世，而我三月在美国跟猎豹刚哥（永刚兄）通电话的时候，刚哥就约我写一篇纪念文章，当时并未立刻应允，不是因为懒惰而是因为剑峰兄长离世的消息太过突然，我有点儿懵，再加上得知写纪念文章的都是兄长生前的同事、行业的大咖所以没有答应也没有拒绝。及至今日，嫂夫人胡老师又提及此事，特别是提到在科研、临床方面我跟兄长在合作过程中有性情相似、心意相投之说，这一点突然击中我内心的柔软部分，回想起兄长的音容笑貌，以及我们相处的点点滴滴，不禁热泪盈眶，使我再也不能拒绝，也无法拒绝，遂提笔写了这篇文章来纪念我敬佩的兄长。

我记忆中第一次见到周教授是 2018 年 6 月底，在瑞金医院赵维莅院长组织的第四届上海国际淋巴肿瘤高峰论坛上，周教授在作大会报告，而我当时也代表上海药明巨诺公司应邀作大会报告，坐在台前，近距离聆听周教授讲的通过患者 WBC、体温、IL-6 曲线水平来预测 BCMA-CAR-T 治疗后的 CRS 发生的时间和深度，当时我只有 CD19-CAR-T 经验，没有 BCMA-CAR-T 经验，所以将信将疑。后来，我加入驯鹿公司，亲自领导和管理了 BCMA-CAR-T 的临床试验，才发现周教授和同济血液科团队总结创造的这一套理论非常实用，而且颇有创造性地在 CRS 到一定程度就预先使用小剂量、短效的糖皮质激素（40mg 甲强龙）而不是首先使用托珠单抗，这既不影响 CAR-T 在体内的扩增，又能快速压低 CRS 的严重程度。首先使用小剂量短效激素这一举措在驯鹿团队跟美国 Sana Biotechnology Inc 公司开会交流的时候,Sana 的 CMO Dr. Sunil Agarwal 赞不绝口，认为"Very smart action"。Sunil Agarwal 博士曾经是 Juno Therapeutics 公司的研发总裁和 Genentech 公司的研发 SVP，成功地领导了 BREYANZI®、RITUXAN®、ACTEMRA®、LUCENTIS® 和 XOLAIR® 等药物的开发获批上市，在单抗和细胞药物开发方面非常有经验。周教授和团队的这些实践和举措一下子就抓住了 CT103A 的产品特性，从那时起，我跟他通电话的时候就很自然地称呼他为周老师。

我加入驯鹿公司担任 CMO 的时候，第一次跟周老师通电话是 2020 年 3 月，当时武汉还处在新冠疫情爆发封控期间，在通话中，我得知他是安徽绩溪人，跟我是安徽徽州同乡，我们还聊起了"徽骆驼"，徽州八山一水一分田,人多田少,当年方腊起义被宋徽宗平定后赐"徽"字给这片土地，为了教化万民，大力提倡程朱理学，于是读书和经商便成为徽州人的终极出路，古徽州府是北宋之后科举制度出进士和状元最多的地区之一。**读书和经商都需要吃苦耐劳，像骆驼一样埋头苦干，而且务实、低调、平和、没有攻击性。我想，"徽骆驼"应该是周老师的标签之一。**另外，我还发现一个细节，周教授比较在意其他人把他名字误写作"周剑锋"而经常纠正，我的理解是"剑锋"寒光四射、太逼迫，容易伤人，而"剑峰"可以理解为剑一样的山峰，既有像剑一样的锐意进取，又有像山一样的厚重，既不锋利也不伤人，只是通过默默苦干来展示自己。

在武汉封控期间，我们通话逐渐多了起来，沟通交流临床试验的进展，也会聊对于一些事情的看法，明显感觉到周老师压力不小，事后我还听说当时周老师开车到处找营业中的饭店，给被派往抗疫前线的科室同事张罗安排小桃园的鸡汤和粉蒸肉，还要安慰焦虑中的同事，但是作为公司的科学顾问委员会主席，周老师那时仍然保持着每两周的周日上午跟公司研发团队过早期研发数据的习惯，电话会议上丝毫听不出他的压力。2020 年夏末武汉解封后，去拜访周老师时，我大吃一惊，跟 2018 年中我见过的周老师相比，他消瘦憔悴不少，眉毛白了，从背影望去，两支裤脚管空荡荡，看后有些令人心酸。从那之后，我们的电话沟通逐渐频繁，平均 2~3 天会通一次电话，都以一种直接但又使对方能够接受的方式交流，比如，周教授对驯鹿的临床团队在 3 个月内回输完临床试验 Ib 期的 17 例受试者非常赞赏，也对我们 II 期试验中对受试者的回输后管理不力提出了严厉批评，在周教授和李春蕊教授的指导下，我牵头建立了多中心Ⅱ期临床试验中回输后受试者每日两次的汇报制度，回过头看，驯鹿的临床团队和我个人都非常感激周教授和李教授，没有这些批评，我们会走很多弯路。有时候，我也会在电话中对周教授提出一些建议，也会委婉地表达不同意见，然后，便经常在两三天后接到他的电话，接通后，他第一句话就是"你说得真对"，说明周教授听得进去不同意见，并不固执。

在CT103A临床试验中，除了敏锐的洞察力外，周教授的执行力和对患者的关怀也让驯鹿的临床团队赞叹不已。在Ⅱ期关键临床期间，我经常出差，清楚记得有一次我在郑州遇到了难题，刚打完电话寻求帮助，两分钟后就接到周教授的回电，说已经安排妥当，这样的执行力让我非常感激、敬佩而铭记到现在；还有，当入组遇到困难的时候，临床运营团队开会商量对策，也邀请周教授、李春蕊教授、王迪教授参会，他们跟我们团队一起分析原因，找出解决方案，经常开会到半夜12点后，会上他经常当场拨打电话联系资源，解决问题，片刻不拖延；还有外院的农村受试者回输后感染因为疫情的影响而得不到及时救治，他亲自给受试者打电话劝说受试者到武汉同济医院住院治疗，还自己掏钱给受试者买高铁商务座，派司机开着自己的私家车去高铁站接运受试者到同济医院住院治疗，这些事情我都是事后得知的。最让人感动的是，同济医院一位受试者病情危重，周教授凌晨三点给李春蕊教授打电话，相约一同赶到医院实施抢救，留下了那张两位教授凌晨四点在办公室讨论病情、翻书查找资料的照片，而这位受试者终于被抢救过来，现在都保持在完全缓解（CR）状态。后来，听李教授说起周教授还有半夜爬起来敲药房的门给患者买中成药、自掏腰包给困难患者一万两万送钱的事情。**由此可见，关心患者、真诚帮助患者解决问题是剑峰兄长的第二个标签，**而且他从不张扬也不大肆宣传，我都是后来听说。

工作只是人生的一部分，除此之外还有生活。如果我跟周教授的交集只有工作，那么我对他的称呼只能停留在"周教授""周老师"，而不能称呼他为"剑峰兄长"，只有"周教授""周老师""剑峰兄长"这三个称呼才能概况他跟我之间亦师亦友的友谊。

我对周老师生活上的了解主要是有幸跟征涛一起工作过一段时间和从胡老师那里近距离了解到。2021 年夏天，我们在紫金山下开会，周老师也来南京出差，那天傍晚聚会的时候，他第一眼见到征涛便眉开眼笑地说"我的大胖儿子来了"，这一句话让在场的我感觉到他不是只知道工作的机器，而是一个活生生的人。随后的通话中，我们也会聊起征涛，当我告诉他征涛去卫生间时都在向公司里的博士请教问题，从电话中都能感受到他那头的开心和欣慰，我告诉周老师，他对工作太忘我太投入，当然有成就，但也会给孩子压力，觉得父亲是一座不可逾越的高山。他告诉我他工作忙，对孩子管教少，但家风还在，孩子还是忠厚老实的，对征涛的期望是不求大富大贵，平安就好。从征涛那里得知爸爸不打孩子，唯一的一次是因为叛逆期淘气，翻墙头被发现而被踹了一脚；还知道爸爸喜欢顾城的朦胧诗，最喜欢的歌手是齐奏。从胡老师那里得知周老师当年在美国芝加哥做博士后，一次胡老师上班后周老师一个人照顾孩子送日托，面对孩子的拖沓造成早晨组会要迟到时，自己急得哇哇掉眼泪也舍不得训斥和打骂孩子。周老师家中客厅桌子上那张在美国抱着儿子的照片让人感慨万千：首先，周老师当时年轻、浓眉大眼、英俊；其次，抱着孩子的动作非常娴熟、自然，一看就是经常抱孩子；还有，周老师的表情非常从容淡定，有满足感，丝毫没有去世前面对工作的那种压力和紧迫感。今年三月我在美国时，周老师去世前，我们最后一次通电话，谈了一个多小时，谈工作、聊科研、说家人，周老师还希望我对征涛的工作多帮助。以我对周老师一家人的了解，**我觉得周老师的第三张标签是，虽然忙于工作而对家人的关心照顾比较少，但关爱从未缺席，他的内心是丰富的，是有激情的。**

我在上海做过五年外科医生，深深感觉到改革开放后中国的社会经历了分裂与重构的嬗变，在这一过程中，这一代的中国医生是一个特殊的群体，医、教、研样样都要精通，还要去直面因为社会分裂与重构而造成的躁动不安的情绪，但社会对于医生的补偿和关怀却没有到位，需要医生群体自己自主地去关心自己、把握好工作和生活的节奏。纵观周教授的一生，他是理想主义的，他是忘我投入的，他也是奋不顾身的。

从周老师带有自传性质的《天庖疮》一文中，我感觉到周老师的第四张标签是他的理想主义，他是不满足于现状的。从安徽中医学院毕业后，他被分配到小县城，"小县城的生活是沉闷而无趣的，在这里，从 20 岁就可以看到 80 岁以后的生活。每天，大学时代背下的几个中药汤头足以应付门可罗雀的门诊病人，剩下的时间，打牌，聊天，走科串室。有时候呼朋唤友，到乡下，以县里医生的名头，吃点喝点，到别人鱼塘里弄点鱼"。立志考研考西医之后，他自学了西医的前期课程：生理、生化、病理、病生，这一点让我非常钦佩。

我猜想，周老师的忘我投入和奋不顾身是因为感觉自己是中医而不是西医出身，是半路出家，所以时不我待，有压力也有动力。周老师经常抱怨自己没有学过解剖学，所以做起实验来手很笨，其实我想，对周老师来说，手笨不笨并不重要，我学过解剖学，但从美国做完博士后回国的时候并没有像周老师那样，短时间内发表了两篇 *Cancer Research* 回国，做科研关键是要有 Creative Thinking。我还想对周老师说，这种压力和困扰其实是不必要的，他这几十年达到的高度——国家杰青、二级教授、博士生导师，需要有些人两代、三代人才能完成，而且他的起点并不高。

周教授的理想主义还表现在他喜欢钢铁侠马斯克（Elon Musk）改变世界的创意和勇气，把自己的微信名都改为"钢铁侠"。侠之大者，为国为民，周教授 2015 年去美国参观 Blue bird/Celgen 总部时，第一次看到 BCMA-CAR-T 的临床数据，就敏锐地意识到细胞治疗是改变血液瘤治疗现状的革命性疗法，回国后，他积极投身于这一利国利民的伟大事业。那是 2021 年一个秋日的夜晚，当我们 BCMA-CAR-T 的

Ⅱ期临床试验拿到不错的数据的时候，在回家的车上，我接到他的电话，聊起最近的科研进展，聊起文章被 *Nature* 修回，聊起临床试验突飞猛进的进展，他当时非常开心地对我说"汪文，谢谢你，成就了我"，我也很感动地回应道"周老师，我们互相成就，你也成就了我"。

我觉得周老师的第五张标签是他对学生是爱护的，是严格的。他在《天庖疮》一文中说过："作为一个老师，我们在面对学生的时候，即使是最不优秀的学生，他们可能也是遥远山村一个贫困家庭的全部希望，他们能够从遥远的地方奋斗到你的身边，是为了实现理想，争取更好的未来。我们应该以宽厚的心成人之美。让每一个在你身边的人得到提升"。这段话让人非常感动，悲天悯人的情怀是要自己经历过才能够感同身受，才能够 Pay it forward。周老师过世后，我跟他的部分学生一起吃过一次饭，席间，学生们记忆最深刻的是开组会过实验数据经常开到半夜 12 点，第二天一早 6 点多就会接到周老师的电话，叮嘱他们新的一天需要搜集的数据，周而复始。我前面提到在社会解构和嬗变期做医生是痛苦的，但有这样一位老师在医教研上领着往前走，虽然过程比较痛苦，但十年之后再回头看也是幸运的，大家都能成长。

这五张标签是我对周老师的理解，并不是他的全部；周老师是人而不是神，他有人的喜怒哀乐、有人的优点和有待提高的地方。工作和生活对周老师来说有压力、有痛苦也有快乐还有满足，钢铁侠的微信朋友圈的文字是幽默的，带有医生群体在面对社会解构和嬗变中那种苦中作乐的幽默，钢铁侠微信朋友圈发的图片充满生活情趣，也带有压力，那些有烟火气的美食图片代表了他想通过吃东西来缓解医生这个群体所面对的群体性压力。

　　最后，希望我们的周教授、我们的周老师、我的剑峰兄长、钢铁侠在天堂一路走好，没有压力，享受生活。

汪文

二〇二二年十二月十一日于上海驯鹿公司

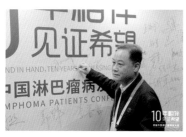
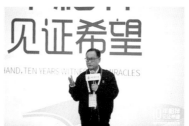
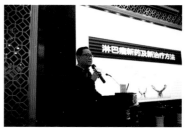
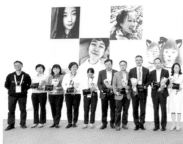
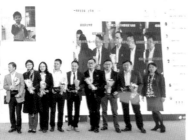
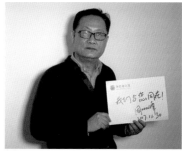
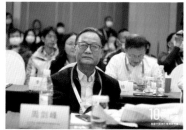
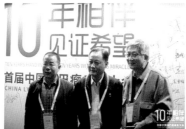
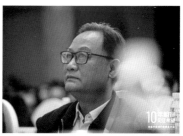
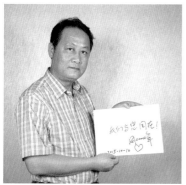
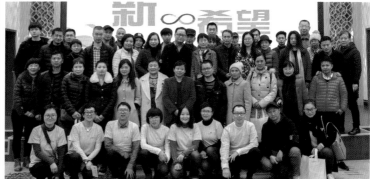
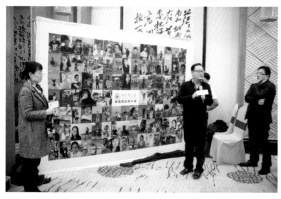
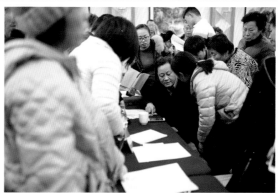

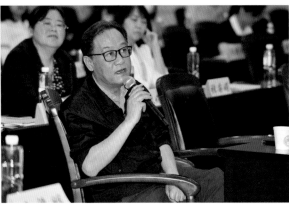

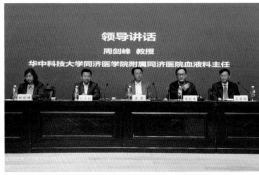

领导讲话

周剑峰 教授

华中科技大学同济医学院附属同济医院血液科主任

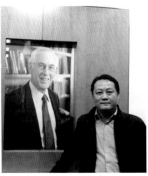

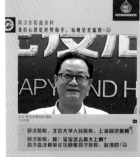

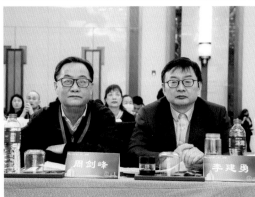

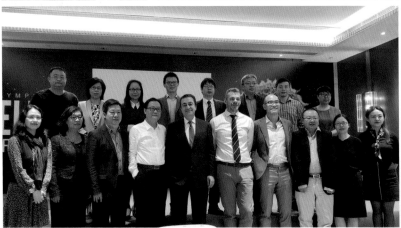

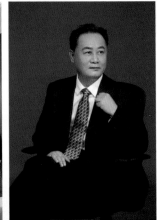

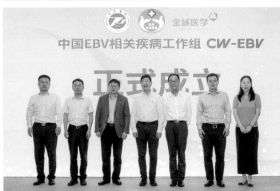

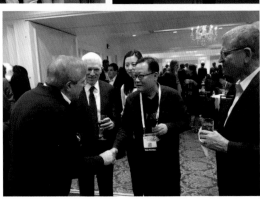

01
PART
永不熄灭的光

2022 年 3 月 27 日，我国血液病学著名专家、中国 CAR-T 治疗的追光人周剑峰教授，因冠状动脉夹层破裂，抢救无效去世。噩耗传来，犹如晴天霹雳！这是医学界惨重的损失！于家庭，痛失亲人！于同仁，痛失战友！于学生，痛失导师！于病人，痛失良医！

　　这个春天，因他的离去，充满了悲伤。人们从四面八方赶赴武汉，作最后的告别。

　　"那一刻，晨昏饥饿，晴雨凉热，所有活着的体验都跟我无关了，世界泡在痛彻心扉的泪水中"，这是妻子悲痛欲绝的啜泣。

　　我哭了很久，看到爸爸给了那么多家庭那么大的希望，我是极其自豪的，他这一辈子很值，我只想把他喜欢的诗人海子的这首诗送给他：

你是我的

半截的诗

半截用心爱着

半截用肉体埋着

你是我的

半截的诗

不许别人更改一个字

这是儿子含泪的坚强。

他的学生在纪念文《生如夏花》中写道：青山垂首，绿水呜咽。窗外飘着蒙蒙春雨，此时此刻，大家一定和我一样，心情沉重，悲痛不已。您为我们无数人撑起了一把伞，而我们却没能及时为您撑起一把伞。您走了，离别来得这样的猝不及防，甚至没能留下只言片语。往事依稀，泪眼蒙眬。千言万语，道不尽我们

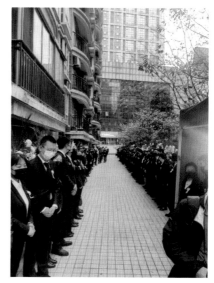

▲冒雨送别的人群

的思念。茫茫的长江串起了武汉三镇，也串起了您为医学辛勤奉献的一生。还记得第一次与您相见时，忐忑而又敬仰的心情，一帧帧画面仿佛就发生在昨天。当时的我从您眼中看到了一位慈祥的长者对晚辈的无限期待。是您的渊博学识，更是您的人格魅力，坚定了我们选择治疗临床血液学作为今后人生方向的信心。能在您的教诲下前行，是缘分，更是幸运。您自己是痴心的追梦人，更是我们的追梦人。是您给予了平凡的我们一个个不平凡的机会，让我们成人、成才，拥有了锦绣的前程。

周教授的病人有两个微信群，一个为"白雪世界"，另一个为"快乐岛"。当噩耗传来，"白雪世界"下雪了，而"快乐岛"已泪流成河。很快，一个寄托哀思的病友群成立，人们将崇敬、怀念、感恩等纷纷

洒落在群里。

一位被他治愈的病人说"特别想种一棵大树，挺拔的树干是他的脊梁，茂密的树冠是他的容颜，我们在树冠下、树荫里，感受他的保护，诉说对他的思念。来日并不方长，一别再无归期，从此相逢在梦里，湿了眼目，断了肝肠……"

猎豹刚哥是周教授的病人，也是朋友，他在文中写道"您好，实际上，我更想说：剑峰你好！您是我的主治医生，是我的救命恩人。但我们早已成了家人，成了朋友。您会第一时间打来电话告诉我：您有了新的秘密武器。这时，您会故作神秘地说：保密呀！实际上，您心里清楚，我这张快嘴会告知世界，因为，那是病人绝望中的一丝光线。

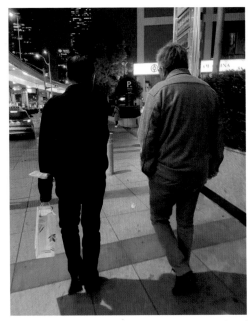

▲ 最后一别

那天，我去看您，您在花丛中睡着了，睡得好香呀。不敢打扰您的睡眠，默默地放下三枝鲜花，一枝是您的爱子征涛由于防疫原因不能亲自给您，委托我送给您的，他想大声告诉您，他为有您这样的父亲而自豪。另一枝是白雪世界／快乐岛／淋巴瘤之家的病友让我送给您，他们不想与您说再见。还有一枝是我与风和日丽送给您的，表达我们对救命之恩的感恩。今天是您的头七，您好好休息，我们会常来看您"。

众多病友留言寄托哀思：

——我们痛哭，撕心裂肺地哭，我们肝肠寸断，悲痛欲绝。别人或许不懂我们的悲伤，普通人只觉得对失去一个国之大医的惋惜，只有我们自己才知道那不仅仅是悲伤，那是心底最后的防线，那痛，是痛彻心扉的痛。您就是我们的灯塔，您在，我们才安心。您走了，我们的天都塌了。

——得知您离世的那天傍晚，我发起了低烧，想起出高标准无菌病房后的第一次发烧，急诊要我去病区，而病区没床位，不得已我在"快乐岛"里＠您，那是我第一次也是唯一一次在那里＠您，真的，让我得以在临时病床上挂上了药水。幸亏有您，您是我的后盾与依靠。您的离去，让我意识到有的职业与工作值得奉献一生，看着一位位病友对您的缅怀与悼念，试问有多少人可以获得如此多的感恩、配得上如此高的赞颂？周教授，请原谅，我不敢时常想您，请允许我只在每年3月27日想想您吧。

——有幸近距离多次接触您，我亲眼见证了您医术的精湛、您带领下的血液科病区惊人的医疗响应速度、您的团队和您如出一辙的优良作风。您把患者当成亲人，从来没有任何架子，从不讲任何繁文缛节，突破传统，敢为人先，一切以治病救人为目的，在病床前幽默地鼓励我们，为我们精打细算医药费，在病友群里跟我们聊天甚至答复问诊，我看到您手提简单的早餐匆忙赶往办公室的身影，看到您前一天还在外地出差开会、第二天7点多就精神百倍出现在病床前。您早已是名扬五湖四海，但您始终谦虚，把"创新助力成长"当成自己的信念，并完美践行，在患者向您表达感谢时，您永远都是低调的一句话：不要感谢我，感谢医学的进步，感谢你们的运气。

——跟随周教授治疗的几年时间以来，我在很多方面感受到了他伟大的人格魅力，也在不知不觉中内化为自己学习追随的榜样力量。许多病友因周教授获得了第二次生命，发自内心地把他比作天使，比作光，比作神。但我更愿意把他看作一个纯粹的人，一个可以大写的人。这几天我在病友群看到一个短视频，记录了某天晚上十点多，不知从哪里刚忙完的周教授，身着佩戴党徽的白大褂独自一人到病房查视病人。知情的病友说，疫情以来，周教授基本上都一直佩戴着党徽。金黄色、耀眼的党徽，熟悉的教授身影让我有了顿悟，这不就是我们这个新时代一直在倡导弘扬的时代精神的具体体现，一个实实在在、认真履行为人民服务的宗旨，把人民群众的利益放在第一位，真正发挥了共产党员先锋模范作用的专家级医生党员代表典范吗？

周剑峰教授

——白雪世界和快乐岛的故事

猎豹刚哥

我们怀着沉痛而崇敬的心情追思一位诗人、侠客、医生、医学科学家，我们爱戴的全国知名的血液专家，中国 CAR-T 治疗的追光人周剑峰教授。

我是周教授治疗过的数万名病人中的一个普通病人，但在建立白雪世界与快乐岛群的过程中，我与周教授成为知己。

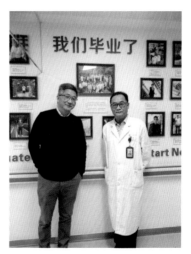

▲猎豹刚哥与周教授合影

在 2016 年 12 月由于一起复发的乌龙事件，让我认识了周剑峰教授。从那以后，我经常向他讨教一些治疗的问题，谈论治疗的体会。每当打扰了周教授时，他总是这样说："我就想听到病人的想法。"

乌龙事件发生之后，我得到几个月的缓解，身体也有所恢复。这时，周剑峰教授说："于老师，你可以把你的故事写出来让病友看，让医生看，让医学生看，让他们了解一个病人内心的真实世界，这将是一件非常有意义的事。"于是，我在微信上注册了白雪世界公众号，开始向病人、医生讲述自己的故事。为了公众号的推广与交流方便，我随后建立了白雪世界病友群。

"白雪"取自"白血细胞"的谐音，白细胞是人体的重要免疫细胞，白细胞构成了人体的免疫世界，而在白雪世界中，雪的洁白代表人们对生命的美好希望，希望白雪世界能成为血液病友们的温馨家园。

公众号开始之初，每天上午推出新文章，读者当时寥寥无几，但周教授每期必看，并都能在当天中午就在白雪世界群中发表观点给予点评。

"对医生而言，责任心、同情心、事业心缺一不可。有担当，才能有成就"，这是周教授在白雪世界中的留言。当时，我在公众号中讲述一位年轻医生在给我开处方时，由于不认真而发生了错误的故事，周教授立即给我打来电话，他说："非常抱歉，这位年轻医生是我的学生，我没有教育好他，责任在我，希望您原谅这位医生，给年轻人留下发展、进步的机会。"同时，他还在白雪世界中也留下了上述那段话。

还有人会问：既然不能痊愈，为什么还要受那个罪呢？

"当身体健康的时候，无法去想象一个生命即将走到尽头的病人此刻的求生的欲望和心情，如果能延长几年的生命甚至几天的生命对一个人是有多么大的意义，他可以用这段时间和家人、朋友完成许多原来想做的事情，可以更深地去感受原来忽视的亲情和友情。同时，这也是一种希望的等待。"

（摘自白雪世界公众号）

这个提问者就是周剑峰教授，他说："他在行医与教学中常常有个困惑就是治疗的意义——既然不能痊愈，为什么还要受那个罪呢？"对于我的答案，周教授在白雪世界中写道："太好了，这将是我今后行医的动力，也是我给医学生第一课的内容。"

周教授的鼓励更坚定了我讲述的信心，因为，如果每一个医生、病人或家属都把治疗中的每一件事都做得更细一些，治疗就会更顺一些，生命就可能延续得更长一些，那么希望也就更大一些。在我的讲述中我更多的是感谢医生们的付出，但也会讲出一些需要人们牢记的教训。因为，你们从事的是救死扶伤的伟大事业。同时，我也提醒病人或家属的事可能过于琐碎，有人不屑一顾，我只能说这是众多病友用生命的代价换来的。

后来，由于种种原因，周教授退出了白雪世界群，而我也由于病情复发投入新的战斗中，暂时停止了公众号的写作。

由于病情复发，我住进了武汉同济医院血液科，周教授是国内精准治疗的倡导者与践行者，经过他和同济血液团队的多年努力，同济血液研究所拥有先进的检验设备和成熟的诊断系统。我在同济血液科经过分子学诊断后，被确诊为原发骨髓高侵袭大 B 淋巴瘤伴 TP53 热点突变。这种疾病按传统方法治疗是非常困难的，几乎是无效的。周剑峰教授团队为我制订了 CAR-T 治疗方案，让我加入了武汉波睿达生物公司在武汉同济医院开展的临床试验。

2017 年 8 月 30 日，神奇的 CAR-T 细胞回输到了我体内，从那一刻开始，一场惊心动魄的免疫大战就在我体内打响了，我的生命也开启了重生之路。

有的病友问我当时的感受，我只能用"恐惧""迷茫""期待"6 个字来表达。

"恐惧"——世上谁能不怕死？尽管在患肿瘤治疗的 4 年(指当年)中，我一直表现得非常积极乐观，但是，当复发再次袭来并且发现 TP53 基因突变时，我还是感受到了深深的恐惧，知道死神在一步一步靠近自己。我们都知道，B 细胞淋巴瘤在传统的治疗方法下治愈率可高达 50% 以上，但是复发难治的病人却只有 6.3 个月的中位生存期，想要长期生存几乎是不可能的，况且还有 TP53 基因突变。在万般无奈之下，抱着试一试的想法参加了武汉同济医院血液科的 CAR-T 临床试验治疗。

"迷茫"——"CAR-T"在四年前对许多人来讲是非常陌生的，大家对它知之甚少。

疗效如何？当时没有任何临床数据让你参考，"迷茫 1"。

风险如何？当时临床医生对 CRS 与 CRES 的处理能力还处在学习阶段，人们常常对细胞风暴感到恐惧、迷茫。

后续治疗如何？没有人走过的路，如何走？可谓"迷茫3"。

在众多"迷茫"之中，尽管周剑峰教授团队当年不能给出满意的答案，但是他们严谨的工作精神与对医学科学无穷的探索精神成了我心中的压舱石，值得将生命托付给他们去做最后的拼搏。5 年过去了，许多"迷茫"已在周剑峰教授团队努力下给出了清晰的答案。

"期待"——尽管当年对 CAR-T 是那样的"恐惧"，那样的"迷茫"，但是美国小女孩艾米丽的成功治疗又让人拥有了那么多的"期待"，尤其是让已经无路可走的人看见了灯塔上一丝光芒，重燃了生的希望。

我清楚地记得，在 CAR-T 治疗的准备阶段看到艾米丽与家人勇敢地走进 FDA 会议室，用切身经历为 CAR-T 疗法大声疾呼，为 CAR-T 的发展与进步做出巨大贡献。在我 CAR-T 回输的那几天 CAR-T 终于获得了 FDA 的批准，正式成为继手术、化疗、放疗之后的第四大治疗肿瘤的手段，让人类向肿瘤挑战时多了一项重器。

经过 CAR-T 治疗，我的肿瘤得到了完全缓解，身体也恢复了活力。2017 年 10 月，我恢复了白雪世界公众号的创作，但此时，方向已经从病人讲述转为了 CAR-T 科普，因为我受益于 CAR-T 治疗，也经历过 CAR-T 治疗的全过程，我想像艾米丽一样，在中国推进 CAR-T 进步。周教授非常支持我的行动，而我的每篇科普文章，他都会在公众号推送后第一时间阅读，并做出点评。白雪世界公众号上的 CAR-T 科普文章成为全国各地许多病友对 CAR-T 启蒙教育的首选文章，大批病友汇入白雪世界群，大家抱团取暖，共度至暗时光。

白雪世界群刚恢复运作不久，加入了温州病友的女儿晓薇，晓薇入群的当天晚上十二点就在群中发出紧急求救，说他爸爸当天回输了 CAR-T 细胞，现在有些呼吸困难，她在温州非常着急。我当时正好住院动员采干细胞①，于是，我下床到他爸爸住的一号病房门口看了一下，只见五六个女家属焦急地跑来跑去，我这时给周剑峰教授打了个电话，说不好意思打扰了周教授，周教授说："病人的生命高于一切，我马上安排。"很快，王高翔医生就从家里赶到医院，与值班医生一起做了处置。

这时，我们发现，应该再建立一个医患直接沟通的便捷渠道（平台）。在周剑峰教授的支持下，快乐岛群于 2018 年 11 月建立，是以武汉同济医院治疗的病友为主体，周剑峰教授与他团队的十余位教授直接加入的医患治疗交流群。科学的日益进步，给处于人生至暗的病友带来希望(Hope&Happy)。病友与医生之间建立有效的沟通是现代治疗的理念。同济血液科周剑峰教授团队的专家们在该群中直接关注和帮助病友，给病友及家属带来了温暖和希望。

快乐岛群建立后，周教授在岛中投入了大量心血与精力，看着他一天一天的苍老，我甚至有些后悔让他进群，但他却常说："我喜欢快

---

① 动员采干细胞，用药将骨髓内的造血干细胞激活并驱赶到外周血中，便于医生提取并用于造血干细胞移植。

乐岛，那是病人的家园，也是医生的家园。我想给快乐岛筹集一笔资金，再成立一个基金会来推动中国的CAR-T进步。"

快乐岛里有近500名病人或家属，每天各种提问，各种救助非常的多，回应任务是很繁重的。周教授说年轻医生还有自己的生活，下班后就让他们尽量休息，不要打扰他们。于是回应的任务就落到了周教授的身上，我们常常看到周教授深更半夜还在解决病人的问题，遇到紧急问题周教授会安排主治医生处理，有时，人们甚至可以看到周教授穿着睡衣跑到病房处理紧急状况。

情绪在喜悦与挫折中交替，这是周教授对医生职业的感悟，他也常常说："接一点简单的病人，增加一下成就感。"但是面对来自全国各地的危重末线病人他又不忍心推走。他口头语是："还有1%的希望，只要病人不放弃，家属信任，我们就一起拼命，一起努力。"一个又一个垂危的病人获得了重生。这几年，通过白雪世界来武汉的就有2000余人，这些病友在白雪世界与快乐岛中得到了帮助和安慰，大家常常说，白雪世界与快乐岛就是自己的家，有温度。

周教授把快乐岛当成自己的家，把病人当亲人、当朋友，他会与大家一起分享顾城的诗句：我想在大地上，画满窗子。让所有习惯黑暗的眼睛都习惯光明……

快乐岛病友自发成立了志愿者小分队，他们在疫情前定期深入病房探望与鼓励在治病友，而周教授每次都积极参加。2019年年底，我们联合上海瑞金医院血液科志愿者小分队、武汉中南医院，联合举行了"小手牵大手祝你康复"活动，周剑峰教授、赵维莅教授、左学兰教授把来自从全国各地小朋友亲自制作的贺卡送到了在三家医院住院的病人手中，送去了一片温暖。

2020年年初，武汉封城了。

在那段日子，周教授直接把诊室开在了快乐岛，他每天都在群里为病友处理各种发生的问题，指导用药、指导防疫。同时，他还承担着名为"卢可替尼用于新冠肺炎重症救治临床试验"的国家重大项目。那段时间，他非常累，也非常焦虑，老了许多。他说："我这五年老得很快。"

2020年9月13日是世界淋巴瘤日，快乐岛在周剑峰教授的支持下发起组办了线上直播活动"讲述我们自己的故事——血液肿瘤病友分享会"。直播活动中，超过8600人参与了在线观看，他们收获满满，好评多多。

周剑峰教授在会议总结中说："再过两天就是世界淋巴瘤日，利用这个特殊的时候，我们白雪世界／快乐岛病友群邀请来自全国各地的病友来分享他们的治疗经历与心路历程。作为医生，我们见证过许多病人在倾诉治疗的艰辛的同时，也分享了他们康复后的喜悦。我还清楚地记得，我们白雪世界的于永刚先生当他知道自己完全缓解时那热泪盈眶的场景，他得的病是一种非常难治的淋巴瘤，通过治疗得到缓解很不容易。对一个病人在整个治疗过程当中经济的支撑能力，专业医生提供的专业帮助，以及他能够得到的关心和爱护，还有分享都是非常重要的，就是我们常说的三大要素。在国内，大家往往只注重了前两者，而忽略了第三者。我曾经拜访过国外的很多医院，它们都有心理关怀的医生，而美国的医院都有心理关怀室，医生病人可以到那里面对面地述说，缓解自己心理压力，但是中国在这方面是特别困难的。特别感谢我们快乐岛／白雪世界群组织了这个活动，由战胜疾病后的病友把自己的经历分享给更需要帮助的人，我觉得这个事情确实起到了非常关键的作用。"

周教授是个有人文情怀的医生，在治愈疾病的同时，他更常常治愈病人的心理。

周剑峰教授是个风趣而浪漫的人，他年轻时是学校的舞蹈王子；也是一个食人间烟火的吃货，念念不忘的是家乡的那碗馄饨，还要加上新炸的猪油渣。2022年春节期间，在他的支持下，快乐岛举行了首届"病友网上美食大赛"，他兴致勃勃地点评病友家的每桌大餐，但也不忘嘱咐病友们饮食一定要营养丰富、卫生、易消化、不过敏为原则。他更是为病友留下了——"好好活着，享受人间烟火"的遗嘱。

闪光的党徽

林飞

  2017 年年底，我因病与周教授见面相识于同济血液科。当时自己对 CAR-T 治疗还一知半解，在九死一生的至暗时刻，抱着最后一搏的悲壮情怀由福建前往武汉，心中惶恐自不待言。但与此同时我心中又升起一缕温暖与希望，它来自我初治医生与周教授联系后得到的"马上来"及安排我第二天就去见面的迅速且肯定的答复，让我对素未谋面的周教授的人格魅力及医术充满了憧憬与向往。见面后，周教授温暖且肯定的回答更是坚定了我战胜疾病的信心与勇气，感觉自己获得了巨大的精神力量。

  今天，此刻，我们不也更有理由并出自真心地说，周教授真正把自己有限的一生奉献给了卫生健康事业，鞠躬尽瘁，死而后已了吗？我相信，随着宣传的不断扩大与深入，周教授的先进事迹必将在更多领域、更大范围为更多的人所传诵、学习及怀念！

  周教授不仅医术高强，更坚持为人民服务的精神，他完美地继承

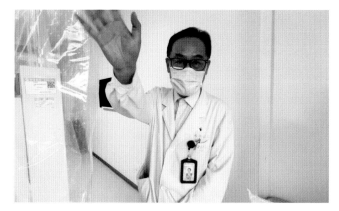

▲闪光的党徽

与发扬了白求恩精神，是一个真正可以大写的人！

呜呼哀哉，魂兮归去！周教授您永远活在我们心中！我们永远记得您胸前那闪光的党徽！

纪念用生命托起世界的人

佟超

永远记得2019年4月18日上午，我从天津赶去武汉周剑峰教授门诊的情景，此后，关于周教授的点点滴滴仍历历在目。

我在2017年确诊了淋巴瘤，而且是高危难治型，经历了大剂量化疗、感染、结疗，2019年4月16日复查时，还是复发了，通过白雪世界微信群的群主猎豹刚哥和他的夫人张老师，得知武汉同济的周剑峰教授医术精湛，立即赶往武汉就诊。在门诊室里，周教授轻松地说，你们白雪世界群里都是聪明人，懂得及时就诊，放心吧，你的问题不大，不难治！简单几句话，就把如坠冰窟的我拉上了岸，于是我和武汉同济医院血液科结缘，开始了CAR-T治疗之路。

治疗的过程并不顺利，周教授团队给我制订的是自体干细胞移植＋CAR-T的方案，首先病理活检就遇到了难题，肿块在腹膜后、直肠旁，既有遮挡又有动脉大血管，穿刺难度很大，第一次穿刺后，我出血昏迷，没有成功。经过主治医生费尽心力地联系，我终于在同济胆胰科做了开腹手术，取了活检病理标本，住了半个月的院，得到一道十五厘米长的刀疤留作纪念。准备提取干细胞时又是一波三折，预处理两次，都提取失败，预处理就是大剂量化疗，那个痛苦难以想象，光是每天每时每刻的呕吐就让人崩溃，况且还提取失败。没办法，只有直接进行 CAR-T 这一条路可走了，可是实验组等待 CAR-T 的还有几十人，正常排队起码要到年底，我的病情等不起啊。当我忐忑地找到周教授，向他说明我的情况后，教授只说了一句"我来办"，就把我的特殊情况跟生物公司进行了沟通，让我得以顺利提取 T 细胞，及时做完了 CAR-T 治疗。如今我已康复两年半，重新回归生活，享受人间烟火。

周教授就是这么举重若轻地化腐朽为神奇，把我的状态从绝望变成满怀希望。比我病情严重的病人太多了，周教授就像他的微信昵称钢铁侠一样，艺高人胆大，总是把无数被其他医院宣判死刑的病人收治进来，并一次又一次用他的秘密武器创造奇迹。住院期间和出院后，我通过快乐岛微信群，无数次被这些奇迹所震撼和激励，心底产生了骄傲和自豪的情绪，总是觉得，怕什么，有我们的钢铁侠呢。而钢铁侠也确实给了我们骄傲的底气，他经常在快乐岛微信群分享病友经过 CAR-T 治疗后 CR（医学术语：肿瘤完全缓解）的喜悦，更是经常宣布新的秘密武器正在研究中或者研究成功了。病友们最爱听的就是他经常说的两句话：一句是不用担心还有办法；另一句是又有新武器了。他就是我们的哆啦 A 梦，总能带给我们惊喜和温暖。

2021 年以前，他每周出四次门诊，在三个院区连轴转，每天查房，把自己的微信号留给病人，将自己的手机号码公布在微信群里，病人连半夜饿了都给他发微信，他就安排送面包，连一份不宜打疫苗的证明都隔空给病友开出来，连一份不是自己病人的检查结果都帮病友调出来，那么多病人的名字都能记得住挂念着，不断提醒着我们要防感染，看到不自律而感染的病人既着急又心疼，耐心指导用药，在群里跟大家沟通解决大事小情，无数次化解病友的紧急甚至要命的危机，处处替患者省钱、看到病人 CR 总是那么开心、疲惫时能在群里和我们感慨他的忧伤、开心时会抒发他的理想和希望，他总是鼓励我们好好享受人间烟火……这样的医生，我真的没有见过第二个，更何况是血液学领域的顶尖专家。

特别是武汉刚发生新冠疫情的时候，医院的正常秩序一下子被打乱了，因为抗疫造成医疗资源紧张，有很多急需治疗和巩固治疗的病人。他们的病情进展太快，有的肿块侵犯中枢神经，有的肿块压迫中枢神经，承受着极大的痛苦，家属急得像热锅上的蚂蚁，甚至有的病人还产生了轻生的念头和举动。一些病人和家属在快乐岛微信群里向教授们求助，周教授在繁重的抗疫任务中还能及时回应病人的关切点，克服重重困难，安排血液科收治这些危急病人，而对于个别感染新冠的病人，更是全力转运到中法院区去救治。他和全体血液科医护人员承受了巨大的精神压力和工作强度，在那些奋战在一线的大白中，你也能看到周教授的身影，他和其他医护人员一样冲在最前面，在抗疫的同时还投身科研，用 CAR-T 疗法中应对细胞因子风暴的宝贵经验来研究和指导治疗危重新冠感染病人，取得了显著的效果。平时（特别是疫情期间），周教授在快乐岛微信群里说得最多的就是提醒大家要自律，做好个人防护，防止被各种细菌、病毒感染。血液病患者特别是做过 CAR-T 治疗的病人有一个显著特点是免疫力极差，在治疗和康复初期经不起一丝感染，很普通的感染就可能要命。周教授和他的灯塔病人猎豹刚哥在群中一直提醒大家防感染并教给大家各种防感染的护理及医疗知识，所以我们这个 500 人的患者群中极少有人出现感染的情况，个别感染的病人也能得到及时、具体的治疗指导，使大家受益匪浅，都懂得严格自律的重要性。另外，周教授还邀请其他专家，以及明星病友举办线上分享活动，展示病友风采，科普自律的重要性和防感染知识，有上万人观看。通过微信群和线上活动，大家增加了战胜疾病的信心，学到了科学护理的方法，在无形中避免了因为感染而延误治疗承受痛苦和花费巨大的情况发生，包括付出生命的代价。在疫情时期，我们这个群体也是自我保护做得最好的一群人，这都得益于周教授和猎豹刚哥平时的提醒和科普。

如果在武汉同济血液科住过院，你总能时不时看到他的身影，不管是清晨还是午夜，要么在病房，要么在电梯和走廊里……很难相信顶级大咖就这样稀松平常地离你这么近。这也成了血液科所有医生的作风，办公室的门永远敞开着，总能轻而易举找到你的主治医生。令我们感到骄傲的快乐岛微信群里不只有钢铁侠，同济血液科的很多年富力强的教授和护士老师都在里面，除了平时的科普和交流医疗护理经验，群里为紧急时刻开通的绿色通道（特别是新冠疫情最凶险的时期）帮助众多需要及时治疗却因床位紧张的病友成功渡过了危机。他们就像守护神一样带给我们无尽的底气和坚强。这两天翻看群里聊天记录的时候，越看越心碎，最难受的就是周教授常常 @ 某个他挂念的病友：×××，你最近怎么样啊？就像惦念着有日子不见的亲戚朋友，全都是暖暖的关心。是的，不知从何时起，大家已把我们的钢铁侠当成了亲人和依靠，有他在，世界就有温暖和光芒。

除了疾病的治疗和护理外，周教授还特别关心病人的心理建设。

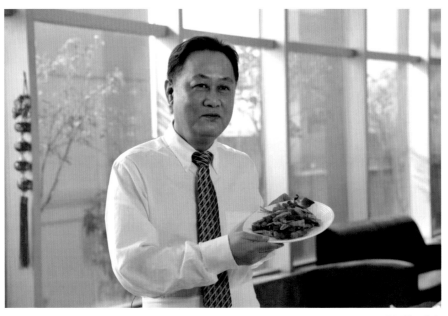

▲永不熄灭的光

他总是凭实力和不断研发的新技术帮助病友们树立战胜病魔的勇气和信心。他是一个对生活极富热情的人，特别热爱美食。2019 年 8 月，他到天津参加血液病医院的一次国际会议期间，还饶有兴致地在快乐岛微信群里分享他晚上出去品尝天津街头美食的照片。当时，我正在同济医院中的病房层流床上承受着由于 CAR-T 治疗而产生的一些细胞因子风暴和恶心、呕吐等困难，但是作为一个美食爱好者，我也在群里跟周教授交流，给他提供一些天津的美食地图，现在回想就像发生在昨天，当时的心情竟是那样轻松欢快，减轻了很多治疗的痛苦。虎年的正月里，周教授和猎豹刚哥又在群里举办了第一届病友美食大赛，病友和家属们踊跃把自家的年夜饭大餐照片发到群里，周教授和其他教授当评委，病友们投票，气氛热烈而温馨。周教授称赞我亲自做的一大桌年夜饭"好牛"，称赞其他病友和家属做的"出奇制胜""活色生香""品相出众""菜品很讲究""享受这种美好"……最后经过评委和病友投票，评出了美食家、老饕级、食神级、吃货级四个奖项，分别颁发了奖品和同济抗疫纪念邮票。我有幸取得了第一名美食家的评级，开心了好几天，现在回想起来还是很怀念那个气氛和场景。没想到，我与周教授在美食上结缘，这更坚定了我们战胜病魔回归美好生活的信念。

世事无常，原本习惯了周教授团队的关心和保护，可是 2022 年 3 月 27 日这天我们所有人的祥和心境却被彻底打乱了。中午 12:37，猎豹刚哥打电话告诉我周教授因突发心脏问题正在抢救的时候，我一下懵了，顿时泣不成声。就那么一直向上天祈祷周教授转危为安，后来得知无力回天，我痛不欲生，吃不下饭，胃疼。转天起床看到群里病友们的哀悼，大家都悲痛欲绝，无边无际的悲痛相互叠加，我沉浸在悲伤的海洋心痛到无法呼吸，就这样时时被泪水淹没，浑浑噩噩一整天。为什么这不是噩梦，梦醒仍然见朝阳？强忍着悲痛，还要劝群里的病友们控制情绪，避免过度悲伤。那几天，我不敢和病友单独视频或发微信，每联系一次都是双方悲痛到哽咽无法继续说下去。

全国各地的病友们都无法相信这个噩耗，除了哭泣就是怨恨老天不公、天妒英才！大家争相敬献鲜花，都希望为我们的钢铁侠建立纪念碑和雕像，出版纪念书籍等，用各种方式寄托哀思。另外还有病友准备去武汉送我们的钢铁侠最后一程。我恨死这该死的疫情了，它让我不能去武汉与周教授再见一面。拜托武汉的病友和我的主治医生王教授替我给恩人上一炷香。遥望武汉寄哀思，我一次又一次痛彻心扉。

从教授家祭拜回来的病友哭着说，怎么都没想到，教授家里是那么朴素，地板都翘起了角，墙壁都脱了皮。有的病友说，教授都是被我们害的啊，我们对不起教授。还有的病友在教授灵前哭到几乎背过气，不断重复着说，教授啊，怎么不是我替你去另一个世界！亲爱的教授啊，你怎么舍得你热爱着的事业和生活，你和我们还有那么多约定没有实现。亲爱的病友们啊，我们不要再哭泣，我们的教授太累了，他是去另一个世界休息了。我们的教授绝不希望我们过度悲伤，就像他给病友发的信息"好好活着，享受人间烟火"。为了不惜一切代价去救我们的人，我们不要对生活感到失望和沮丧，我们永远别忘记那个背影留给我们的希望，把痛苦都遗忘，把感恩放心上，让我们去传播他的温暖，继承他的精神，我们健康地活着，他就健康地活着，好好活着就是对他最好的告慰。真正地离开从来不是死亡，而是遗忘，只要我们不遗忘，他就不会死亡！病友柱子哥说，周教授的一生，在许许多多回合中与死神较量，而每一次这样的较量，都是一次"活过"，许许多多人和许许多多家庭的"活着"都与他有关。他的一生，想必更真切、更充盈、更没有遗憾，也，更令人怀念。

每个人心中都有一个属于自己的钢铁侠周教授，我的主治医生王高翔教授说，周教授也曾是文艺青年，能歌善舞，多才多艺，手抄浪漫诗歌。周教授的演讲条理清晰，娓娓道来，引人入胜。他做起学问思维敏锐、逻辑缜密，从不等着学生看文献，数十年如一日自己研读文献跟前沿。他做起临床比谁都拼，细致到每一位下级医生都会自愧不如。从不以高位自居训斥他人，而是真诚、尊重地对待合作者，毫无保留地助力年轻人的成长。真羡慕王教授有这样的老师和同事。我心中的周教授是安静的，是敏感的，是菩提心尘埃不染的。有幸看到周教授年轻时候写的一篇流浪独白，他写道，"既然活着是为了心灵的安宁，那么我就要去流浪，寻找我的梦。既然世界上还幸存着许多净土，那么终有一天我会登陆。既然人生伟大在于他是介于动物和天才之间的桥梁而非目的，那么注定我只能低头前进逆渡自己。"是的，周教授一直保持着那颗赤子之心，低调而热情地根植于医疗事业，他是那么热爱着他的患者，他是那么专注于他的工作，以至于他都没有时间和精力去沾染世俗的污垢，以至于他不断充实着精神世界而忽视了身体，把自己生生累倒。

周教授，我很想您，我们都很想您。特别想种一棵大树，挺拔的树干是您的脊梁，茂密的树冠是您的容颜，树冠下、树荫里，重温您的保护，诉说对您的思念。来日并不方长，一别再无归期，从此相逢在梦里，湿了眼目，断了肝肠……

绽放的生命之花

哲哲

　　一段人生的磨难，一段生与死的搏斗，毅力的表现，亲情的力量和科技进步的希望，共同谱写了一个动人的故事。

　　2016年春节前，单位通知体检，当时我还在忙碌地工作，丝毫没有察觉到身体有什么异常，平时连感冒都很少。由于工作繁忙，拖到春节放假的前一天，我才去体检，开始时其他检查都顺利通过了，但我到B超室检查时，医生仔细检查后说我体内有异常，让我马上去做增强CT。我做增强CT的时间特别长，医生重复做了两回，让在外面等候。我的妈妈非常着急，她说别人做检查的时间都那么短，你怎么这么长时间？当时妈妈心里就想，肯定是有问题。终于增强CT的结果出来：怀疑巨大淋巴结增生症？淋巴瘤？医生让我再去做超声波排查全身淋巴结，结果发现锁骨有一个比蚕豆还大的淋巴结，医生又建议我去取淋巴结进行检查。焦急地等待了一周，结果出来了，单子上面写着：非霍奇金弥漫大B淋巴瘤，顿时，我的头脑一片空白，不知所措，心想只能听医生的了。医生看了结果说转血液科，这下才知道自己得的是血液病，突如其来的打击让我一下子变得脆弱了许多。2016年2月开始在广州某三甲医院接受了治疗，强大化疗让身体出现了各种不适，但不幸的是一线方案肿瘤得不到控制，接着换二线、三线方案，化疗了12次以上，放疗25次，后来全身腹水导致无法站立，躺着也不是，坐着也不是，无法小便，电解质紊乱，血象不正常而肿瘤始终得不到缓解，主管教授无奈地说你马上到武汉同济医院找周剑峰教授吧，那里有很多新药和新治疗手段，一分钟都不能耽误。第二天也就是2017年1月春节前一天大早父母就带我坐飞机飞往武汉，在飞机上坐立不安，后来还是老父亲推着轮椅来到同济医院血液科。由于情况紧急，黄亮教授安排我第二天就住进了医院，第二天上午周教授查房时，仔细地查看了病情后，告诉我必须马上抽腹水做病理检查。过了几天Fish检查和二代测序的结果出来：Tp53突变加双打击弥漫大B淋巴瘤。看到检查报告后，周教授语气沉重地说，这个病情比较严重，是世界难题，Tp53突变化疗无效，加上双重打击肿瘤进展速度快，现在只有CAR-T疗法，这是唯一一种办法了。听到教授的话，我当时心里一下子蒙了，如果再来晚一点，估计命都没了，就这样开始治疗了。经过2周左右的制备，CAR-T细胞回输到了我的体内，产生了CRS反应，发烧最高超过40℃，手都不停发抖了，入睡困难，肚子胀气，疼得白天叫晚上叫，胀气都胀了一个多月，就这样，我一下子瘦了七八斤，没多久又得了疱疹。在CRS反应控制后，紧接着进行了自体移植+CAR-T疗法，无菌病房里的各种不良反应，口腔溃疡、咳嗽、呕吐等，我父亲不停地煮各种汤水给我喝，每天还在无菌病房外陪伴我。出无菌病房后又得了疱疹，又治疗了一个月，就这样直到2017年8月，令人振奋的结果终于出来了，我的肿瘤完全缓解（CR）了。看着为我操劳的周教授，我感动地流下了眼泪。总算可以出院了。接着就是按时每个月的复查，复查结果都保持CR。现在，我每天加强锻炼，防感染，走路晒太阳提高自己的体能，已开始了正常生活，还重新回到了工作中。

　　救命之恩重于泰山，周教授带领的医疗团队在我绝望中挽救了我，给了我第二次生命，使我实现了许多人生梦想。而最让我做梦也不能想到的事情是在周剑峰教授的安排下，我见到了心中的偶像世界免疫治疗（CAR-T疗法）的先导者美国宾夕法尼亚大学的Carl June教授和Jos Melenhorst教授。正是他们成功为患白血病的小女孩艾米丽进行了CAR-T治疗，引发了一场免疫治疗革命，给人类攻克癌症带来了希望。周教授结合临床，创新治疗，挽救了许多身处绝境的生命。他为医学事业鞠躬尽瘁，他那无私奉献的精神，我永远铭刻在心。

一个病人的追忆

李丽萍

　　我总共见过周教授四次面。

　　我 2018 年被发现患有滤泡淋巴瘤治疗后于当年 10 月结疗。在次年的维护时段中，我被病友介绍进入了同济血液科的病友群——"白雪世界"群学习。在这里熟知了群主猎豹刚哥于老师、同济血液科主任周剑峰教授的名字，看到病友或家属发布 CR 的消息后紧跟众人一片祝福与欢呼，满屏都是病友及家属们对周教授的敬仰之情。于老师也经常在群里答疑病友的问题，发送淋巴瘤治疗的新研究新技术等资讯。2019 年 9 月，我观看了"白雪世界"发起组织的"病友们讲述自己的故事"的线上世界淋巴瘤日患教会。这是我第一次通过视频网上见到周教授，听到教授们的讲述及国内外病友家属的分享，我较近距离了解了针对复发难治的血液恶性肿瘤的新技术 CAR-T 疗法。分享会后的次周，我挂了周教授门诊号。在诊室外，我听到前面的人说"周教授，我来自郑州，我爸爸……"，她话未出口就哽咽着抽泣。只听周教授连忙说："不急不急，慢慢说，我看看资料。"我坐在门外心里默念"我来自武汉，隔壁"。

轮到我就诊了，我紧张地走进去，见到了周教授，儒雅、温和。我陈述了我的治疗经过，并说出了我的担心。周教授查看了我的过往治疗情况，说："目前治疗效果很好，不要有太重的心理负担，万一复发，还有多种办法对付！……你要加强营养，争取长胖点，长到 100 斤？"我连连点头应允，内心万分温暖。此后，我内心笃定，有周教授我不必害怕。如果我偶尔不好好吃饭，我家人就立马说："周教授说了，要争取长到100 斤的"，我就马上改正了。2020 年 7 月，我在复查时被发现有一处"有明显进展"，10 月再复查，依然如此，我的负责医生建议我做 PET 搞清楚。"可能复发了？"我带着问题问诊周教授，周教授看了我的 CT检查报告，说"不要紧，再观察。"我不放心又补问了一句"需要做个PET 搞清楚吗？"，周教授立马摇头说："不需要，用钱的地方多，省着点用"，我不知所措，只知道"嗯嗯"表示谢过教授。走出医院，来到大街上，我任泪水决堤。治疗时最痛的时候、光着头见到同事的时候，我都没有流过眼泪，周教授那句"用钱的地方多，省着点用"让我破防，肿瘤病人哪个不是举全家之力？周教授真是医者仁心啊！白雪世界群里不断传来"周教授团队把 CAR-T 疗法运用到骨髓瘤等多种疑难杂症中也获得成功"的各种喜讯，也不断看到周教授力挽狂澜救治一个个复发难治病友。2022 年元月，我成为周教授的病人，复查后周教授回复我：都挺好！而这三个字对于我而言是多么惊喜与暖心啊。

3 月 27 日惊闻周教授去世的噩耗，我极度震惊无法用语言来表达我的哀伤……永远怀念周教授！

让每一个中国人治得起病

柳柳

生活不可能一帆风顺，当你遭遇到人生挫折，仔细地看一看、好好地想一想，曾经有那么多看似无解的困难迎刃而解，也有那么多美好事物接连闯入你的生命，生活，从来都是值得期待的。

——柳柳

我是一名急性淋巴细胞白血病患者，自 2018 年 6 月 14 号确诊，至今已有四年有余了。现在我跟健康的人没有两样，我正常工作，正常生活，我甚至快要忘却我曾经是一名白血病患者。

虽然我得了白血病很不幸，但我却又是非常幸运的，因为我遇见了周教授！即使是 CAR-T 已上市的今天，如果没有周剑峰教授的努力，我仍只能眼睁睁等待着死亡的来临，因为我和我的家庭承受不起那一针 120 多万元的高昂费用……

让每一个中国人看得起病、用得起药是周剑峰教授的梦想，他常说：

"中国肿瘤病人面临治疗、经济毒性、人文关怀三大压力，就经济毒性而言，我们医生应该更加优化治疗方案，合理选择药物搭配，积极沟通药企让部分经济困难的病友能够用上同情性药物，通过我们医生与企业，以及其他社会力量的共同努力，让每一个中国人能够获得有效、经济能承受的治疗。"

我老家是武汉农村的，一岁时妈妈去世了，从我 7 岁记事起，后妈的手脚骨头就因类风湿关节炎严重变形，生活难以自理，常年的服药，全家老小全靠老实巴交的父亲打零工度日。屋漏偏逢连夜雨，姐姐十八岁那年也是患上白血病，可惜她却没有我幸运，在花一样的年纪便离开了人世。家里为了给她治病负债累累，生活更加苦不堪言。30 岁那年，经人介绍闪婚，生了个小丫头，日子也过得不错。谁料，2018 年 6 月 14 号突发高烧，去医院就被诊断为白血病，得知这个消息，老公离我而去，对我不闻不问，他妈妈还趁我住院把我的衣物直接打包丢弃到我家门口……当然，我也能理解，毕竟面临的可能是人财两空，这或许就是人性的另一面吧！

其实，当时在省某医院一查出是白血病的时候，我最好的闺蜜就推荐我去同济找周剑峰教授，她说周教授是国内血液疾病这块最牛的教授，而我却错过了最佳时机，选择继续留在原医院接受化疗。原因很简单：医保报销比例的问题，说白了，就是没钱！可现在回想起来挺后悔。在原治疗医院，4 个月进行了 3 次化疗，没少受罪，也没少花钱，36 万多，当时对于我和我的家庭来说，是一笔巨款！关键是钱花了，罪受了，结果却被告知如果继续用传统方案治疗，我最多只能再活 3 个月。当爸爸含泪告诉我这个消息时，我内心有那么短暂十几分钟是近乎崩溃的，但我很快做了调整，因为我放心不下我那 2 岁多的小丫头和 66 岁的老父亲。我心里暗下决心：我要去同济找周剑峰教授，我得做最后一搏！事实证明：我的决定是正确的！

2018 年 11 月 8 日，我第一次见到周剑峰教授，当周教授仔细翻阅过我带去的所有资料后，耐心地和我讲解我的病情，跟我介绍目前针对我这类白血病的新型的治疗手段 CAR-T，还告诉我好多个疗效特别好的实例……那一刻，我感觉周剑峰教授就像无尽黑暗中的灯塔，让我看到了生的那道门里透过来的亮光……

我是 2019 年 1 月 13 号序贯回输①的双靶点 CAR-T。原本 2019 年春节前的 CAR-T 组已满，我得等到年后的，这就意味着期间我得多化疗一次，人多受罪不说，还得多花好几万元钱！周教授医者仁心，处处为病人着想，他知道我的家庭情况，经过多番努力，终于还是让我顺利搭上了 2019 年春节前 CAR-T 的最后一班车……回输后，为避免感染，惯例是要住单人间的，知道 500 元一天的费用我承担不起，周教授便安排了一间只有一张病床的双人间给我，一天只需 47 元。回输后不到半月我便 CR 了，在大年三十的前一天我出院了，与女儿、爸爸在家过了幸福的春节。一个月后复查 CR，三个月后复查 CR，半

①序贯回输，全称为：自体造血干细胞移植序贯 CR-T 治疗方案，是一种治疗淋巴瘤、急性淋巴细胞白血病等疾病的新型免疫靶向疗法。

年后复查CR……往后每一次复查都是CR，就在周教授去世的前半个月，我复查仍是CR，当时我还把复查结果拍照给周教授看，他夸我的检查结果非常好……真的好想好想以后的每一年的复查结果都能拿给他看，听他亲口跟我说："非常好！"真的好想好想让时间永远地停留在2022年3月27日之前！

我讨厌2022年3月27日！我怨恨老天的不公！周教授曾延续了无数人的生命，为何就没有一个人能延续他的生命呢？当我把周教授离世的噩耗告诉爸爸时，他的眼睛再次湿润了，哽咽着不停地重复念叨："这么好的一个人，怎么就走了呢？"是的，在他眼里在他心里，周教授就是一个好人，他说不出漂亮的辞藻来形容周教授的好，只知道周教授是他女儿的救命恩人，也是他自己的救命恩人！2020年7月28日晚，爸爸身体不适，我带他到光谷同济看急诊，29日凌晨4点，检查结果出来了：脑出血，要手术。当时我觉得天都塌下来了，发了条朋友圈："为何每次我觉得幸福在向我招手的时候，老天爷总要给我一记闷棍呢"？6点08分，周教授发来消息，关切地问我是什么问题？还帮我介绍了一位擅长脑出血手术的教授。后来，爸爸的手术很成功，在医院陪护爸爸期间，正巧赶上我们彩虹志愿者组织的一个活动，录制CAR-T治疗康复后我们的生活状况以鼓励迷茫的病友们。我是在爸爸病床旁录制的，其中有一句："我要特别感谢同济的周剑峰教授及其团队，让我如今还能有机会在父亲的病床前照顾他！"现在爸爸恢复得也很好，他逢人便说："我的这条命是我丫头捡回来的……"，爸爸和我都深知一点：我能捡回爸爸的命的前提是"周教授先捡回了我的命"！

于公，周剑峰教授是咱们中国血液肿瘤领域的领军人物；于私，他是我们父女俩的救命恩人！在我心里，他是"神"一般的存在，可就是这样的一个人，对如此平凡的我却总是那么彬彬有礼，平易近人，你给他发的哪怕只是一句节日祝福，他在百忙之中也必定抽空回复，还常把谢谢挂在嘴边，一点小事都会说谢谢，有时候只收到一句节日祝福，他都要说声谢谢！对我而言，他的"谢谢"这两个字意义非凡，不仅停留在原本的字面意思上，也让一直视自己如蝼蚁般的我感受到被尊重，不再自卑！它让觉得自己一无是处的我感受到被需要，进而想尽自己所能地去帮助更多有需要帮助的人……

周教授走后，很多病友都很自责，是我们大家累死了周教授！仔细回想起来可不是吗？他终其一生为我们这些病友们殚精竭虑！连自己病了，依然挂着吊瓶继续工作！无数病友的情况他似乎镌刻在脑中，只要一提名字，他便能一一述说出来……咱们快乐岛500人的群里，无论哪个病友何时抛出任何问题，周教授都会无偿的一一耐心解答，给出解决方案！这让我不禁对比以往就诊时遇到的专家们，挂了号，开了一堆检查单子，结果没出来他就下班了，只能苦等他下次坐诊，这样一对比，我们才更加感觉到了周剑峰教授在平常工作中给予我们的无私付出和不求回报。

与瘤共舞，笑看人生

幸运星

我是一个尽量让自己活得没心没肺的人。40 岁以前，我最关注的是年轻、美丽和身材，从没想过自己这么年轻就要面临生死的考验。

确诊

2017 年 4 月，我脸上的皮炎越来越严重，中医、西医各种治疗均无效，5 月，颈部淋巴结肿大，但是因为身体没有任何不适，我也没重视，还在为减肥而努力锻炼，后在同事劝说下去医院做彩超，医生一脸严肃地建议我去外科看看，我才意识到情况不妙。记得那天下午拿到活检结果，看着上面写着确诊为非霍奇金淋巴瘤（好拗口的名称）时，我很开心，因为不是癌。但是血液科主任医师告诉我，这是血癌的一种，当时我就懵了，坐在血液科大厅里看着人来人往，我哭了。最怕痛的我经过各种抽血、骨穿，腰穿、手臂插 PICC 管，终于,6 月 26 日,化疗开始了。

倒霉的 20%

治疗前主任医生告诉我，淋巴瘤的治愈率高达80%，因为治疗方法多，可用的药物多，我听了之后很乐观。谁知两次化疗后，我的颈部淋巴瘤进展了，8月，我重新做了一轮活检、骨穿，换了二线方案继续化疗，又两次化疗后，病情再次进展，再换96小时连续滴注方案，反应太大了，白细胞中性粒细胞变为零，血小板只剩下4，还得了口腔溃疡，连水都无法喝，而且牙龈出血、眼底出血，肛周感染、发烧各种症状接踵而来。熬到6次化疗后医生建议做自体移植，因为手臂血管不好采用大腿静脉插管准备动员采干细胞，那个痛啊，我至今难忘，可惜因为化疗强度大骨髓抑制太厉害采干细胞失败。

记得那天是2017年的除夕下午，爸爸妈妈在家收拾东西准备带上美食到医院来陪我过年，我和老公商量放弃移植，拔管回家，拔掉腿上管时我哭得好伤心，老公安慰我说："这次不能移植是老天的安排，我觉得是好事。"后来证明他是对的。

无法移植那就继续化疗，化到第9次时发现病情再次进展，那时我最经常听的就是医生安慰我说没关系，还有很多方法，一边又遗憾地说我是淋巴瘤20%耐药难治里的一员。第10次再次换方案化疗后，坚强的我被打趴下了，在这一年半的治疗中，我努力学习淋巴瘤的知识，意识到血液病治疗周期长，是持久战，为了不让家人太辛苦，我坚持整个治疗进度由自己安排，住院也不让家人陪护，自己的事情尽量自己做，我在住院病房里是有名的乐观坚强的代表。可是，这样的我还是被打趴了，躺在病床完全无法自理。查房时，其中一个副主任医师小声说了一句："叶丹这样其实已经没有办法了，就算自体移植估计也没用，最好是异体移植。"这句话让我彻底绝望，而且我已经无法再承受化疗的痛苦，我立马和老公打电话哭着说想放弃治疗，回老家。

我是王牌

2018 年 7 月，我回到阔别已久的家乡，在亲人的陪伴下，我没有放弃生命，每天学习、查找资料，通过淋巴瘤之家认识了于老师，还加入了他创建的白雪世界群，在群里了解了最新的免疫疗法（CAR-T），也知道了国内使用 CAR-T 疗法经验丰富的武汉同济医院血液科周剑峰教授。在于老师和各位病友的帮助下，我来到武汉。

还记得 2018 年 8 月的那天下午，我带着所有资料找到周教授，他了解完情况微笑地告诉我："你化疗无效，但身体状况很好，来得很及时，你会成为我的王牌的。"那时，我的天空立马蓝了，信心满满。医德高尚的周教授立即接收我入院进行了一系列精准检查，2018 年 11 月，他安排我做双靶点 CAR-T。在周教授的医疗团队的精心治疗下，虽然经历了免疫治疗所产生的因子风暴、发烧、呕吐、心率过快等各种状况，但我终于打胜仗了！

CAR-T 治疗后 3 个月复查时，我的主治医生郑教授通知我PET-CT 显示 CR（完全缓解）了，我和老公当场激动得哭了。不停治疗快两年了，第一次听到自己 CR，那种心情无法言喻，我激动得全身哆嗦。现在是治疗后 8 个月了，身体在慢慢恢复中，上苍保佑，我的坚持得到了回报，遇到了我的恩人！我也不负周教授终于成为王牌！

亲情，爱情，友情

两年的治疗时间是漫长的，对于我和我家人来说是精神和身体巨大的双重压力，妈妈几天白头，老公瘦了十几斤。大病面前，老公不离不弃，操心着里里外外的事情。妈妈 70 岁了，因为晕车不常出门的她跟着我到处跑，照顾我。家里亲戚调整时间轮流请假照顾我，将各种新鲜的食材送过来。你若不离我就不弃，没有他们我不可能坚强乐观地面对。三年多我更是看着周剑峰教授一天一天地变苍老，他却时常的挂念着我们。感恩每个关心、帮助我的家人朋友。现在的我涅槃重生，享受与家人在一起的时光，享受我重生的每一天……梦又重新开始了，我会牢记周教授的遗嘱——好好活着，享受人间烟火。

这光，永远不灭！

逃出生天

贾凤清

记忆的风吹过那年夏天——2015，在烈日下，作为非漂的我，忍着前胸、后背的隐隐跳痛，驰骋在西非大西洋的黄金海岸线加纳的热土上。经常小病不断的我边赶着时间开车边依然大意地想，许是肩周炎犯了，又或是胃炎，这样的感觉隐约持续了半月有余，便去当地医院开了一些口服药，直到有一天疼了整个夜晚。次日我不得不找开华人诊所的朋友做了 B 超和 CT，结果显示腹部有多个疑似囊肿、纤维瘤或炎性假瘤的结节影……由于考虑当时的工作责任与压力，我最终决定在当地首都最好的医院做开腹手术，最大的原因是我从来都不曾把重大疾病与死亡和自己身边的人联系在一起，何况是风华正茂、斗志昂扬的自己呢？于是在主刀医生和麻醉师的祈祷声中，我沉沉地睡过去了，待完全清醒时已是半夜。忍痛到第二天早上，我满怀希望地问医生手术结果，却被告知："你整个腹腔里都是包块，最大的一个融合在腹膜后，靠近动脉血管，我们只取了一小块去活检，顺便切了你的阑尾，你昨日失血很多……"，他说了一大堆专业术语……这时来看望我的朋友（华人诊所萧大夫和萧妈妈）就跟医生说，他们是我伯父伯母，要出去谈话。后来，我从他俩进门的表情和对我说等伤口愈合立刻启程回国治疗，我就恐慌了。我可能病得不轻！果然，5天后的报告我看到了"Lymphoma"这个陌生单词，于是请医生解释，他说别害怕，通过一些治疗方法，也许会融化、消失的……终于听懂了"Cancer"（癌）……，我这是中头彩了吧？从医院到家的半小时，我所有活着的体验就是还有呼吸。

2天后，我腰缠绷带登机启程回广州。18小时飞行的颠簸，滴水未进，痛苦又漫长，不是腹部快20厘米伤口的疼痛，也许那是癌痛吧。中转机场我求助医疗室打了杜冷丁，没睡着却不清醒，第一次离死亡那么近，我迷迷糊糊地祈祷苍天，一定要护佑我魂归故里。终于抵达广州，我住进了提前安排好床位的中山医院，等待我的是又一次开腹减瘤手术。术后一星期，我无法自主站立，第一次去卫生间，差点被映在镜子里惨淡蜡黄的自己吓晕过去。不料，术后脐周感染了……当我的斗志几乎消失殆尽时，上天派来了我治疗历程的第一位天使——丽丽，淋巴瘤康复六个多月的病友，也是我的管床护士——一位朝气蓬勃、风风火火的短发女孩，她是我在中山医院熬过所有放、化疗的重要动力。在此，我要衷心感谢所有坚强的先驱病友们为我树立的榜样和带来的信心。有希望寄托的苦难不算太苦，有灯塔照亮的黑暗旅途不至迷茫。尤其感谢把自己的治疗经历、体会与医学知识分享出来以此指引和帮助更多病友的"猎豹刚哥"于老师。后来多次复发的我更是得益于于老师发表在淋巴瘤之家的文章才有幸认识了周教授。

话说，我在广州历时 8 个月的治疗也并非一帆风顺，每一次化疗后回到出租屋不到 5 天，就会出现严重骨髓抑制，白细胞都低于 0.5，高烧、口腔溃疡等这样那样的感染，乏力、恶心甚至晕倒是常态，其中一个多月的腹部放疗，副作用是剧烈呕吐，硬是靠每天静脉输入好几斤的水溶蛋白乳和其他能量维持生命，本来不到 50 公斤的我瘦得更加骨感。结疗回老家休养几个月后复查显示 CR，就胆大地返回非洲整理病前搁置的事物，在坚持不到 3 个月时，右侧腹股沟触到一枚肿大淋巴结，回中山医院复查的结果显示是复发！肺转移！分型也从弥漫大 B 成了滤泡二级。那种好不容易从黑暗深渊爬上来，又被跌入另一个更漆黑恐怖的无底洞的感觉也许只有经历过的人才能感同身受吧。主治医生表示只有移植了，前期治疗花费大几十万元后，山穷水尽智也穷的我别无选择，只有回去与家人度过最后的日子了，而后，有位朋友劝我到治愈了他孩子的省肿瘤医院再试试，说那里花费不多。我再次入院，腹股沟的淋巴结不是滤泡二级是三级。但让我激动的是肺部活检是肉芽肿，没有转移！就这样，一个人，不是在医院就是奔波在去医院的路上。从陕南到关中，这一路秦岭山的颜色从浅绿到翠绿，从金黄到橘红到深咖，我见证了 3 个春秋。那几年用了两三个方案，虽然命还在，但生活没了，之后，我常想如果能早一点遇见周教授该有多好！

初遇周教授是 2019 年 12 月 3 日，10 月已是我复发第三次的第四个疗程了，腹股沟的肿瘤控制不住地增大，当时看到在淋巴瘤之家里，于老师分享了很多治疗日记和治疗医学知识，我第一次知道了CAR-T，但到现在，我还后悔自己那时的愚蠢，为什么不直接联系于老师呢？或许可以问问他是在哪里治愈的，我又需要到哪里可以入组CAR-T 呢？也许因为经济困难而没有底气，又或者冥冥之中还有未受完的苦吧！当时，我试试看的联系了淋巴瘤负责人娟娟并沟通邮寄了我的病历和近期活检结果，天津某医院实验组是单 CAR-T19，要求入组患者近一个月内无任何治疗记录。于是，我停了化疗等候佳音，但不到一个月，就出现了头晕、血压不稳、恶心、耳鸣、视力模糊、重影等轻微共济失调症状，我天真地做了核磁共振、CT，就是没有做腰穿和中枢预防。来往西安三年，我和主治医师成了朋友，他对我说赶紧去找能做 CAR-T 的医院吧，我们的医疗条件有限。而此时娟娟联系的医院改口说只收治本院病友，我拿着西安主治医师给的电话去北京见了 301 医院的医生，排不到床位，我也不够入组条件。走投无路的我又一次回老家了，当我联系一位病友时，他让我马上去武汉同济找周剑峰教授，说周教授是这世界上最厉害的专家，要做 CAR-T，必须去找周教授。周教授已经治愈了很多复发难治的病人。

毫不犹豫地，次日一早，我便坐车去武汉，家里父母年迈，我是自己捂着一只眼睛，歪着头，高一脚低一脚去乘车的，第二天正好是周一有教授的门诊，我半夜起来从酒店到门诊挂号机上抢到了周教授的号，不可思议的是，血液科主任大咖周教授的号居然只要二十多元！门诊轮到我时，我无比激动，见到了周教授仿佛是在黑暗中见到了光，那时正是我在至暗之中与死神殊死搏斗的时刻，感觉自己已经被拖进了鬼门关，而剩在关外的只有那双挥舞的手，直到教授收治了我，我才感觉忽然自己被带着光的钢铁侠周教授抓住了，他把我从死神那里夺了回来，并带我走出黑暗，逃出生天！

当我把病历给教授的时候，就像是受了很多委屈的孩子见到了妈妈，我失控地哭出了声。他看了我的病历，温和而又果断地说："你这个情况还有治疗方法，但可能会花费很多，你还年轻，愿意博一把吗？因为你体内的肿瘤细胞对常规方案已经耐药了。"听了教授的话，感到温暖极了，我破涕为笑，后悔没有用镜头记录下当时的情景，那种被安慰的感觉很是治愈心灵，顿觉浑身上下都注入了活力，虽然我当时已身无分文，但我个子小却胆子大，我边不停地点头边说谢谢教授，我要治疗！经费不足慢慢想办法。虽然第一次见周教授只有十多分钟，由于当时中枢侵犯，视物模糊重影，即使我侧着头也没看仔细教授的脸，但耳畔传来教授的声音字正腔圆，温和而又透着力量，给予了我十二分的安全感，感觉很踏实。直到再见周教授，我更加感受到了教授的慈祥亲切、温文儒雅，心想，原来教授是如此帅气的人啊！

那日，当时周教授即刻电话联系了同济医院光谷院区的黄伟教授，同时给我开了住院证。他没有问我有没有钱，也没有问关于我的病情、症状等其他问题，就果断、快速、胸有成竹地收治了我。直到办理了入院，我还以为在做梦，这位武汉同济医院血液科的主任周教授没有因为我经费不足、中枢侵犯，不符合入组条件等一系列问题而将我拒之院外，他就是我信仰基督教的妈妈心中期待的上帝派来拯救我的那位天使吧！那时候，周教授每周至少去两次光谷门诊和查房并制订治疗方案，忙碌的周教授除了置身于血液肿瘤的科研治疗、为医学院学生授课，还一个人心系三大院区（还有汉口、中法）。我也在教授制订的方案中迅速进行了相关检查并选择了用药。周教授医疗团队中的每一位医护人员都是医者仁心、尽职尽责。当时，我忍着骨穿腰穿，所有扎针的痛和口服、输注、鞘注①化疗药的副反应，在周教授、黄伟教授和丹丹护士长及所有医护人员的温暖关爱鼓励之下，我才看到了希望之光，而有希望、有盼头的痛不算煎熬。记得到达汉口的第二天，我妈妈在电话里第一句话是：医生收了你吗？如果教授收了你，就是有救你的办法。果然，我妈妈说得有理，感恩会魔法的周教授和他的团队，在入院鞘注几小时后，我躺在床上能看清来照顾我的弟弟的脸了，眼睛看手机上的字也从波浪形变成一排了，"我眼睛好啦"，我对弟弟说、对病友说、对医生说、我发信息对所有关心我的人说！我的管床医生王凡说我是心理作用，主治医师黄伟教授说对药敏感那太好了。每次见到一周至少来光谷查房两次的周教授，对病人都是认真、有耐心地倾听，急病人之所急。后面的治疗虽然有点像过山车，但每次从抽血

---

① 鞘注，通过脊椎注入药物。

检查到吃药和打针，从骨穿、腰穿到提取 T 细胞，都感觉一个有力度的支撑在托着我，那就是来自周教授给予的坚强信念，使我激动感动。在教授自创的方案联合用药后，不几日腹股沟拳头大的包块塌陷消失了，但又一次严重的骨髓抑制和脓肿引发了败血症，那段时间，我成了不能自理的婴儿，躺平了 20 来天，高烧、无法坐卧，教授的医护团队不怕脏、不怕累地护理我。后来，教授每次查房都对我特别关注，原来他要在等我恢复体力后带我拼命逃出来呀！发烧期间，我用上了层流隔离罩床，医护人员每天给我擦拭消毒，帮我抗感染。终于，我退烧了。原本来接我回去办理后事的弟弟和从国外赶回来要见我最后一面的孩子和妹妹，第一时间打电话将这个好消息告诉了父母，说我已脱离危险，不用安排后事了！那时，我更深刻地体验和体会了人间天使的含义，对病人拼命救治、无私护理，不是常人能做到的，更不是我们支付的一点医疗费加上他们微薄的工资收入能回报的。

周教授在救治我们的路上常遇坎坷，我想治疗重大疾病需要至少三个条件，最最重要的是遇见好医生，还有就是自身的体质和经济支撑，对我而言，遇见了周教授他也制订了最佳救命方案，而我的自身条件是不但体力不佳，还没有足够的经费，所以教授为了救我而花费的精力特别多，首先感恩周教授以同情治疗的方式收治我进入 CAR-T。感恩教授把我托付给他团队的时候，每一次查房都嘱咐黄教授和其他医护人员说这位从陕西来的病友不容易，单亲妈妈，只身一人来找我的，她最大的问题是除了疾病本身还有经费不足，我们一定要用最简单、有效的方法救治她，还有就是已经多次放化疗，骨髓抑制严重，虽然年轻但自身体质不佳，要注意用药剂量等等一系列的嘱托。可见，他真是想尽了一切办法，让我花最少的钱来实现最大的治愈可能，还要让身体承受最小的痛苦。单是这些困难也就算了，我们一批完成了制备CAR-T细胞的病友还没等到回输，武汉就出现了新冠病毒感染的疫情。

当灾难来临时，周教授第一时间就想到要保护好他的病人、他的血液科，我无法形容那段时间的周教授是多么操劳、憔悴，直到解封后，我看到周教授除了新添的华发，有些眉毛都白了，我才想象到那几个月来周教授是如何的不易，倾尽所有心血，幻化成我们看到的高大伟岸之刚强后盾和强而有力的支撑，或许是他有着那种近乎"为母则刚"医者仁心大爱无边的使命感吧。这不是常人，而是伟人才能做到的！疫情暴发期间，周教授每日奔波于几个院区，虽然他心急如焚，我们看到的却永远是他稳如泰山。2020年元旦节大清早，周教授和张国莉老师、病友小攀等志愿者代表团来病房送贺卡礼物和召开家属会议可以体现出来这一点。另外当时在医院的病友家属以及白雪世界和快乐岛的病友家属们也应该深有感触，在起初的抗疫还未落实到位之时，医院连基本的口罩护目镜等物资都到位不了，感觉狡猾的病毒无处不在，人心惶惶，而我们虽然在最危险的地方——医院，但内有周教授以及他的团队，外有于老师和张国莉老师及快乐岛白雪世界的团队，共同守护我等这一批病友，我们最终渡过了难关，等到了武汉解封，以康复的状态回到了家！周教授所做的努力和牺牲是不言而喻的。

我永远都记得回输 CAR-T 细胞的日子是 2020 年 1 月 13 日，我是 1 月 9 日做的预处理，和我前后做预处理和回输的病友有好多个，血液科病房当时住得满满的都是治疗中和回输或移植后血象低下的病友们，总之我们都是抵抗力低下，免疫缺陷，虚弱得不堪一击都会晕倒的一批人吧,而疫情是 2019 年 12 月底发生的,面对需要救命的患者，可想而知当时周教授是做出怎样孤注一掷的抉择啊，比起带领少数人逃生更困难的是带着很多的弱势群体还要一个不落的逃出去，那得需要多大的勇气、能力、精力与责任和付出精神啊！可我们心中的英雄，永远的钢铁侠，敬爱的周教授却做到了！

周教授作为医生，他怎会不知道在传染病疫情暴发之时，让患者回输 CAR-T，做任何进一步治疗，都将给血液科带来沉重负担。可周教授以人为本，一心为了治病救人，他没有放弃我们，毫不犹豫地选择了救治我们，直到历时快三年的疫情还在反扑爆发的今天，我才知道周教授堪比诸葛有先见之明呀。他知道，如果我们错过了回输就再也没有机会了！

1 月 13 日中午，用于老师的话说，激动人心、恐惧而又期盼的时刻到了，虽然 9 日之前，周教授和黄教授来查房时已经和我解释得很清楚了，关于回输流程中可能出现的副作用和处理方式，以及回输中注意事项等，还解答了包括我的疑问。可见证奇迹的时候到了，护士首先拿来了心脏监护仪等，居然还有一个小竹板，并告诉我那是压舌板，教授说我有中枢侵犯，这是以防 CRS 炎症因子反应强烈导致癫痫发作咬坏自己舌头而备的。我的天呀，我当时心里只有恐惧，也没想过感谢教授专业化的用心，直到后来我回顾教授的点点滴滴、一言一行时才明白，那都是他智慧的结晶。他的团队当时肯定还预备了好多我没看见的抢救神器－他的秘密武器吧。就这样被教授和 Bio-raid 生物公司注入了魔法的神奇细胞 CD19、CD20 和 CD22，每天一个靶点，共分 3 天回输到了我体内。第一天回输之后不到几分钟，我进入半睡半醒、似梦非梦的状态，大脑犹如电脑，但比电脑更快，以光速闪现出一幕幕从小经历过的、梦见过的，以及想象过的，又或者是听说过的，读过的看过的图片，头部神经似乎都在跳动，不痛不痒，更不难受，轻飘飘的⋯⋯，醒来之后，我的头脑更清晰了，第二天和第三天回输很顺利。后来经历了每天监测血象，发烧、退烧到脱离危险，在疫情期间对教授的团队无一不是一种考验。

凭我狭隘的认知是无法洞察到教授的更多伟大，再多的赞述也只是冰山一角，从他接诊我的那一刻起，到用心救治了我，从疫情暴发之时下赌注帮助我们回输 CAR-T 到光谷、中法院区，连同医护人员被征用于抗疫，从将我们转移到汉口主院区，到他自己不顾高血糖和心脏不好，义无反顾地投身抗疫。周教授在我眼里不再是帅气和蔼的人，而是发光发热的神医和不染尘埃的圣人！同时，我为他的不怕苦不怕累感动心疼，几次见到教授在去门诊室的路上只带了普通瓶装矿泉水和饮料，急匆匆地赶路但还不忘主动和我打了招呼，每次听到教授鼓励的话语和他百忙中秒回的信息都为我注入了活力和能量满满，正是因为他为我们消耗了太多体能，耗尽了所有的心血……我的钢铁侠拯救了我逃出生天，在那个千钧一发、十万火急、没有硝烟的战场里，把那个被死神即将扼杀的弱小的奄奄一息的我抢夺回来了，他冒着敌人的炮火救回了一个又一个病人，有你、有我、有他。而他最后的遗嘱也是医嘱，他要我们好好享受人间烟火！那应该也是他自己曾经的夙愿吧！

2022年3月27，那个灰暗的星期日，晴天霹雳痛彻心扉的坏消息传来，我的救命恩人，最敬爱的周教授倒下了，他倒在了工作岗位上——惊悉噩耗，我心痛得无法呼吸，周教授啊：您深知众生之苦，您常言生命之托重于泰山，您鼓励我们及时享受生活，您一直都是有温度、有力度、有风度的人啊！您的逝去是全世界的损失，您不仅治愈了很多人，而且还创新了很多医学研究的成果，将来可以拯救世界上更多的人。周教授啊，我们都是您生命的延续，此时此刻心情之悲痛，思念之深切，没有语言能表达。我将永远铭记您的救命之恩，好好享受人间烟火，努力做一个温暖的人，只为离您更近一点。安息吧，永远的钢铁侠！

您虽去了，但这个世界您来过，您燃烧了生命所带来的CAR-T之光将永世长存，定会照亮更多黑暗之中的人！也将救治更多的人逃出生天！

追光

雷琼

　　老有人羡慕我现在的生活，说我把日子过成了诗，总是那么惬意而带着仙气。我从不嘚瑟，也无从解答，因为没有经历过黑暗的人是不能理解生命之可贵和时光之可惜的。如果黑暗中没有一束光，你是无法走出绝境，重享人间烟火的。

　　十四年前的冬天，武汉格外寒冷，我东倒西歪地走在阳光里，感觉不到暖意，甚至连地上的影子也淡了。我吓了一跳，因为祖母曾说，当太阳照不出人影时，就离死不远了。果然，我病了，病得不轻。起初是头痛发晕，后来就严重失眠，无食欲，浑身疲乏，发烧。去同济看门诊，显示血象化验结果为三少，医生要我立马住院！我当时还愚蠢地以为医生不够认真，认为自己壮如牛，怎么会轻易病倒住院呢？况且年底那么忙，哪有工夫住院。我对医生说，"您就开点药，让我回去吃吧。"医生很不解地望着我，说："你血象三少非常严重，可能是肿瘤，搞不好要抢救了，赶紧住院吧。"我吓到了，最终相信了医生，办理住院手续，但我的天空崩塌了。

在血液内科住院部，第一次与周剑峰教授见面时，他耐心地讲解我的病情，与接下来所要做的检查和治疗。他的专业、儒雅、亲和力与强大的气场，无形中给了我力量。因我持续高烧不退，他与他的医护团队用尽各种办法给我退烧。那天，周教授加班到深夜，研究制订了我的治疗方案，后来回顾，真可谓快速精准而专业！外科切脾——几疗程化疗——自体干细胞移植——出院。这个过程历时大半年，血液科已然成为家。此时，在电脑上敲打这个过程是轻而易举的，但亲身经历时是无比痛苦的。这种痛苦就像坠入黑暗的深渊，身体摔裂得粉身碎骨的痛，而灵魂在黑暗中却无处可归。无数个失眠的夜晚，望着窗外流光溢彩的街道，内心却如此荒凉，有种生无可恋的感觉。直到第二天早晨，周教授来查房，简短的交流，如"又有进展了""快了""会有更好的办法""好好吃饭睡觉，养好体力""打起精神迎战，坏细胞在强者面前会变弱的"……有一天，周教授见我读《瓦尔登湖》，他说："多好，一枚文艺'青年'，诗和远方在等着你呢。"周教授每次出现与他简短的话语，都像一束光，总能让人在黑暗中看到希望。

去做外科手术时，要经过一道光线灰暗的长廊，这也是很多人的地狱之路。但我并不恐惧，因为临行前，周教授说："只是一个外科手术而已，主刀医生很厉害，尽早摘除病灶，对后期治疗起决定性的作用，除掉坏蛋难道不是一件乐事吗，干吗忧心忡忡。"我在手术室里，并未见到主刀医生，麻醉后就进入了梦乡，梦见一群带光的天使对我微笑。

手术康复后，我仿佛成了正常人，几乎过起了正常生活。我极力想忘掉后期的治疗，但周教授团队如期打来电话，通知需按治疗流程规定的时间到院，拖延不得。病中人是愚钝的，这明明是天使的召唤，我偏偏理解为阎王的催魂，一百个不情愿地又住进了医院。见到周教授后，我的心才安定下来。他说已与外科医生沟通，手术很成功，看我的气色，也恢复得挺好，我们要跑到坏蛋前面，才能取得胜利，并要我做好迎战的准备。很快，我开始化疗，生不如死的滋味又回来了，头发一把一把地掉，什么也不想吃，人瘦得像一具干尸，所谓思想和灵魂统统被吸干了，不打针的时候，就在病房与走道上，像个木乃伊般移动。

我一向都不是一个好病人，时常不吃药，怕痛，做骨穿检查时，总是发出刺耳的叫声，但周教授与他的助理耿医生，以及他的团队从不嫌弃，总是那么耐心而细致，一面做一面安抚我，有时还很幽默，让我哭着哭着又笑了。

病中人即便有家人陪伴，也是很孤独的。我常从医院逃离，有时去中山公园，幽灵一般混迹在人与植物间。有时去武广的楼上，选个靠窗的卡座，点一些人间美食，但毫无食欲，抬眼便是人间繁华，而我只看到了荒芜。想想，这样活着实在没有意思，死，往往是一种解脱。无奈上有老，下有小，亲人们不能接受失去我，而这人间的牵挂，我又怎能放下？周教授观察到我的沮丧，便开导。"好好活着，享受人间烟火""别怕，只会越来越好""多想想开心的事，好日子还长着呢""顾城有段诗'黑夜给了我黑色的眼睛，我却用它寻找光明'"……他这些脱口而出的话语，于我而言，便成了病中箴言，很具有治愈性。后来，我了解到，周教授也有很文艺的一面，他爱诗歌，也写过诗，据说年轻时曾是学校的舞蹈王子，他还热爱美食，风趣而浪漫，极具人格魅力。但穿上白大褂的他却成了公认的钢铁侠，工作起来永不知疲倦。

化疗终于完成，周教授说，可以回去调整一下，一定要先吃好喝好，再来做最后的战斗，那样才能取得最后的胜利。这时，我已变得坚强而有信念了，能足够从容地面对病魔这个强敌。这完全是他高超的医术与其人格魅力所致。

进入最后治疗期——自体移植，先抽体内干细胞，冷冻，然后，我进了无菌病房。在寂静的无菌病区，我的心是安宁的，隔着玻璃也能感觉那束光的存在。负责移植的张教授与血液科医护人员细致的关爱，使一切都很顺利，新的血液在我体内快速生长。出无菌病房第一时间，我便寻找周教授的身影，当他像光一样闪现时，几乎是很快乐地说，"祝贺！今天值得庆祝，所有人都在谈论一个奇迹，你的新血液生长好快呀，太神奇了，多么旺盛的生命力"。那天，我哭了好久。

至此，过去的我已死，新的我又重生了。出院时，周教授的嘱咐"亲近大自然，远离脏乱差"是赠给我最珍贵的礼物。十四年来，我常常放飞自我，置身大自然。我走过一些地方，偶遇过一些寻找生命真谛的人，但我只找回了自己。在这个路途中，始终有一束光，照亮前路，让人无所畏惧，勇往直前。

除了最初两年的复查，我从不去打扰周教授，因为我深知，轻易地打扰等同于谋杀，他多忙啊，那么多的生命等待他挽救，他几乎没有多少休息时间。我不打扰他,但周教授依然在百忙中关注我。有一年,我在香格里拉发了朋友圈,他给我留言："你是我从医经历中最悟得生活真趣的人。"这番留言给了我愈后生活莫大的鼓舞。

我曾无数次想过,怎样来回报这份救命之恩,送红包或礼品？绝对不行,这是对一个仁者医士的侮辱！吃饭？他不会接受。唯有好好活着,好好享受人间烟火,才是最好的回报。去年春天,我以复查为由,挂了周教授的号,其实我是想瞧瞧他,见面都非常开心,他特意将我介绍给助理,说："这就是传说中的雷琼,一个活得很好的病例。"而我见他变老了,脸色疲惫,不免难过,我说："您要注意休息,不能太累。"没过多占用他的时间,我便告别了。

哪曾想,这次告别却成了永别！他挽救过那么多人的生命,却没能留住自己,得知噩耗,不禁泪流满面。多么惨重！这是医学界多大的损失！

周教授走了,但光还在,那么多人在追逐着这束光前行。他的同仁、他的医护团队、他治愈过的病人与治疗中的病人,都将成为追光人。"让中国人不再出国治病、翻墙买药"是周剑峰教授毕生的追求。近十年,他带领团队,针对复发难治的血液恶性肿瘤,从追赶国际到并肩追梦,成为中国血液病治疗领域里一颗耀眼的明星。他既是血液病临床一线的耕耘者,更是生物医学前沿的追光人。他的人格魅力将感染无数绝望中的人："好好活着,享受人间烟火"。

黑暗中的光之使者

坏蛋岛乔治、晓薇

　　3 月 27 日，是无数血液病友和家属痛彻心扉的一天，我们最敬爱、心爱的周教授因突发动脉夹层破裂离开了。同济病友群"白雪世界""快乐岛"中响起了一片恸哭之声，所有人都沉浸在震惊和无法接受的悲伤中，网络将一颗颗破碎的心和真实的眼泪汇成了河，病友群瞬间陷入前所未有的阴霾。

　　得到消息的那一刻，爸爸在家中大哭，家人都从未见过他这样，要知道在长达两年的治疗之路中，哪怕再痛苦再绝望，他都那么坚强乐观，未曾掉一滴眼泪。爸爸和我说，他的天塌了，周教授走了，他的心也被挖空了，没有了依靠。

　　或许只有认识周教授的人才能体会这种痛，周教授是一位著名的血液专家学者，为无数病友带来了生的希望，他对我们的意义已远远超过了一名医生。

救命之恩，重于泰山

2017年年初，爸爸确诊滤泡型淋巴瘤四期，开始漫长痛苦的化疗之路，期间更换了四次方案，病情还是无法得到控制，进展非常凶险。在得知爸爸可能只能坚持二十几天的消息后，我们一家都陷入了深深的绝望。我不断咨询国内各大知名医院专家，加入许多的病友群，只希望能找到一线生机。

在最绝望的时候，我偶然发现有个病友比我爸爸的情况还差，却依然进行了CAR-T治疗，而且大家谈论起这位主治医生都一致体现了极佳的口碑。一条评论区获赞数最多的网友评论引起了我的注意："周教授的理论和实践都超一线水准，作为专家学者仍然常年坚守在治疗临床一线，医德高尚，种种优势集聚一身，在国内可谓屈指可数。"经过了解，我发现许多危重血液病病人都得到了周剑峰教授的收治。通过一位病友家属的介绍，我联系到了同济血液病友群——白雪世界的群主于永刚老师并加入群中，当时的白雪世界群已初具规模。

我马上预约了周教授的专家号，带上爸爸所有相关资料，只身从浙江前往武汉。第一次见到周教授，他细致、专业、仁慈，把病人及家属的诉求感受放在第一位，超越繁文缛节，让我此生难忘。我记得一进诊室，只见周教授笔直端坐，正在给身旁的跟班医生答疑解惑。周教授面带慈祥，没有一点架子，在专注快速地看了资料后，他用笃定的语气对我说："让你爸爸停止化疗，马上到我这里来。"听到这句话，我好像做梦一样，反复确认。周教授细心地和我解释了治病的大致原理。在得知我是从浙江坐了七小时高铁过来后，周教授直接开了住院单，还写下了自己的手机号码递给我，说："有什么情况可以直接和我联系，我会安排。"我非常激动，知道爸爸的希望来了，便马不停蹄地回到家，把这个好消息转达给家人，经过慎重考虑，我们全家一致决定把爸爸交给周教授。紧接着，我发短信联系周教授讲述我们的担心和不便，周教授几乎秒回，说让我下周一直接去住院处找他。爸爸终于展开了笑颜说："这位周教授太好了！"

我们一路把爸爸从浙江护送到武汉，在周教授和他带领的团队的帮助下，我们一家越来越坚定信心。在治疗过程中，爸爸曾经历了肺积水，呼吸困难等反应，还记得那是一个深夜，我在白雪世界群中呼救，于老师马上帮忙联系到周教授，周教授竟连夜和值班医生一起为爸爸及时处理了不良反应。周教授特地告诉爸爸，他做CAR-T的效果会很好。爸爸初到武汉各种不习惯，可是周教授总是将爸爸的感受放在心上，不断地给他送去关怀，为他加油打气，注入信心。在周教授的鼓励下，爸爸平稳度过了每次CRS反应，度过了难熬的自体移植不良反应，最终迎来了喜人的治疗效果。

至亲挚友，超越血缘

周教授不仅重视治疗本身的"形"，还重视病人的"心"，关心病人的感受和生活，把病人视为自己的朋友。还记得刚住院不久，妈妈非常担心爸爸的情况，于是找到周教授，询问爸爸还有没有救。周教授说:"不要太担心,他的情况在我收治的这些病人中还算轻的。我们每一步安排都是为了病人的以后考虑,不仅要争取治愈,更要提升他的生活质量。"因为这番话,爸爸仿佛看到了曙光,这就为后续积极配合治疗、获得理想效果打下了坚实基础。

2017 年年底,姐姐将要举行婚礼,爸爸以为自己不能参加,心情非常低落。在初步治疗获得满意成效后,周教授和爸爸打趣说:"你真的非常幸运,CAR-T 疗法的效果这么好,采干又这么顺利,你还在这里干吗?回家过年去吧,放你过个快乐年,年后再来。"因此,爸爸最终得以回家参加姐姐的婚礼,了却了一件心头大事。

爸爸到周教授这里治疗后,我和爸爸加入了以于老师为群主的白雪世界、快乐岛病友群,这里都是慕名而来希望求助周教授或者已经在治疗的病友。在这里,我发现原来大家都如此地敬爱周教授,受到周教授的正面影响,大家和群主于老师陆续成为互帮互助群的一员,希望力所能及地帮助同样承受血液疾病痛苦的人。因为只有经历过黑暗,我们才知道找到那个带领大家走向黎明的人有多么重要,而周教授就是这样的人啊。

妈妈常常会和我说,每次周教授来查房,身上仿佛发着光,是的,周教授就是人世间一道明媚的光,让处在绝望黑暗中的血液病人重获新生。

治疗一年后,得知周教授要来义诊,我们特别激动。我们和周教授再次相聚,像挚友,一见面就有说不完的话。即使明天一早还要去义诊，周教授依然和我们畅谈到深夜。他一遍遍告诉我爸爸："不用担心，要坚定信心，好好生活。"他还告诉我们，他和团队一直在努力，不久的将来还会有更好更多的秘密武器。他总是对技术的进步、医学的发展满怀期待，心里装的都是如何更有效地救治更多的人。

光之使者，精神世界的榜样

可以说白雪世界、快乐岛群是众多血液病病友的精神根据地，而周教授就是我们精神世界的榜样。在工作之余，周教授经常在群里发表对医治的心得，时不时回复病人的疑惑，关心他们的现状。他总是特别能共情，他醉心研究医术，渴望普济众生，周教授崇高的人格魅力一直震撼着我们的心灵。

周教授追求的不仅仅是治愈现有病人，更希望通过他和团队的研究，为全世界全人类带来更多的福音。出院后，爸爸还会通过微信和周教授保持联系。虽然已出院许久，周教授总是在百忙之中以最快的速度回复，爸爸经常觉得不好意思打扰，可周教授说："治疗后，持续进行回访是非常有必要的。"

疫情以来，周教授还积极投身抗疫工作和相关研究中，为了医疗事业不计后果地燃烧自己。我们有两三年没见，从视频号里再见他时，满头青丝已经变成了白发。病友们说，周教授瘦了很多，身体状况不佳，还住过院，甚至被人拍到打着吊瓶还坚持工作，他上班没时间喝热水，办公桌上只有随身带来的矿泉水。爸爸感叹地对我说道："很多病友托我向周教授求救，可是周教授真的太忙了，他每一分钟都那么宝贵。每次禁不住又发给周教授了，他总是说:没问题，你让她（他）来……"

周教授不仅是一名医生、专家、学者，更是称得上伟大的人，他将致力于服务人类医疗事业真正贯彻到了生命的最后一刻。周教授的微信昵称叫"钢铁侠"，在病人心中，他是真正的钢铁侠，是黑暗中为绝望的人送来光明的光之使者。

虽然周教授离开了人世，但我们相信周教授并没有真正离开，每个他救治得以生存的生命都将是他在这个世界的延续，周教授的精神还会影响越来越多的人，定永存不朽。

做一个有生命厚度的女人

fanny（小芬）

我叫小芬 fanny，今年 39 岁，我已经在抗癌的路上长征了 10 年。

我平日喜欢高空跳伞与深海潜水等运动，但 2012 年 3 月底，我的幸福生活被一场突如其来的噩梦打破，在广州某三甲医院确诊为滤泡淋巴瘤 3A 级，4 期，累及多个器官。在 8 个大化疗后用美罗华维持治疗了两年，一停药就又复发了。教授告诉我必须得做自体移植，在经历了 10 次化疗后，2015 年年底做了自体移植，在舱内下病危通知书抢救了 2 天脱险，用沙利度安维持一年复发，取活检确诊为弥漫大 B 淋巴瘤。由于经过多次化疗，只能用二线方案。又化疗了 8 次效果依然不理想，由于肺部感染 ICU 抢救，7 天才脱险。医生建议我做CAR-T，2018 年 3 月份我通过白雪世界于老师的帮忙来到武汉同济医院找到周剑峰教授做 CAR-T，治疗一个半月后，检查时，我就 CR了，到现在已有 4 年时间，我已经回到原来的工作岗位，现在除了陪伴家人外，我也争取利用假期到世界各地走走，去体验大自然的美丽。

CAR-T 治疗一年后，我去了一趟印度，当我在印度旅行的照片发到朋友圈时，第一眼就看见了周剑峰教授给我点赞，并留言：好好享受生活。从那以后，我朋友圈里每次发旅行的照片，周教授都会为我点赞并鼓励我享受生活。当我心里有波动不安的时候，周教授的那句："别怕，科学进步很快，我们还有办法。"就像定海神针一般让我顿时感到了踏实与安全。

我们无法选择疾病，但是我们可以选择面对疾病的态度，必须坚强。这些年，我一共化疗约 40 次，基本都是一个人在医院的，我建议各位病友在条件允许的情况下，应该主动承担家庭责任和社会责任。一路走来，大家都不容易，无论是病人，还是家属都为此付出了太多，要相互支持、理解和包容。希望所有病友都寻找到合适自己的生活方式，回到正常的生活轨道上。

这些年来，我参加了白雪世界和快乐岛群组织的几乎全部志愿者活动，给其他病友送去了温暖和希望，也给自己生命增加了厚度。

虽然我们无法决定自己的生命长度，却可以把自己打造成有生命厚度的人。周教授，我愿像您一样，成为一个有生命厚度的人，我追求世界上一切美好的东西，我将用我的脚步丈量世界。加油！

那个给我第二次生命的人走了

刚果

2022 年 3 月 27 日中午，看到于老师在群里发的祈祷表情，突感不妙，随后的消息里，惊闻周剑峰教授突发疾病去世，眼泪在眼眶里打转，这么好的医生怎么就这么突然走了，眼泪不住流……近几年，他为病人操劳得太多，他追求的不仅仅是让现有病人缓解血液肿瘤，而是彻底治愈，让他们回归正常生活。

那个追光的人走了，身后留下一束不灭的光，照亮了重生的我，使我永远铭记恩情。

出生在农村，没有背景的我，又由于做项目管理的工作性质且业务处于创业初期，自从工作后，就"5+2""白加黑"地在为工程进展奔走在项目一线，不辞辛苦工作了近 6 年。2015 年下半年来，我的肠胃一直不好，一直以为是饮食不规律造成的，也没有太在意，就吃了些医生开的治疗胃肠病的药。11 月中旬某天早晨起床，我发现自己的下肢及脚背都浮肿了。坚持到工地处理完现场的紧急任务后，指导我的师傅说，准许你放下所有的工作，赶紧去医院查查。同济医院光谷院区刚开诊不到一个月，离我工作和生活的地方很近，挂了号，开了检查单，待结果出来后拿给医生看。我清楚地记得当时的白蛋白只有20单位左右，是正常值下限的一半。门诊医生说要立刻住院，进行全面检查，看到底是什么病因。

我在消化内科住院5天，也做了不少检查，都没有确定具体是什么病因。在肝脏CT检查中，影像学报告显示我的腹腔里有多发淋巴结肿大，不排除是淋巴瘤的可能，双小腿部布满出血性的小斑块，怀疑可能是罕见的消化道紫癜。消化内科的医生请了血液科会诊，第一次遇见周剑峰教授也就是那次会诊，那次周教授给我的印象还只是年富力强的中年人，说话轻声细语，温文尔雅。周教授给的建议是去同济总部做PET-CT来确诊，但由于自己年轻大意，没去检查就要求出院了。

但出院一周后，我的症状也没有太大改变，托熟人在武汉另一家三甲医院做了PET-CT，腹膜后淋巴结穿刺取活检确诊了腹膜后淋巴瘤，弥漫大B，也在那家医院肿瘤科经过半年的放化疗完成了初治并结疗。在随后修养和再次步入工作的一年里，我从报纸媒体等了解武汉同济医院用CAR-T治疗走投无路的B细胞肿瘤患者成功了。2017年6月复查时，我的肿瘤复发，初治医生还是仍采用初治的治疗方案，且他觉得没有比这更好的办法了，但在我查阅和了解的文献资料里，这样的治疗方案获益较小，若再次持续治疗，成功概率非常低。

在结束了一个疗程的化疗后，我立即转同济医院挂周剑峰教授的号，也是在光谷门诊再次见到了周教授，但这次见到时与我发病会诊那时见到印象完全不同，这个时候的周教授明显觉得他已步入"老医生"行列了，人老了许多。记得当时周教授看了我的病历和身体状态，就不急不忙地说："你这么年轻，身体状态还不错，复发后再不要进行其他的化疗了，复发后化疗没有多大作用，身体反而越来越差。如果用我们正在进行的自体移植＋CAR-T法治疗，效果会非常好，一定能解决问题。"当时，我半信半疑地问："在治疗指南里面也没有您这种方案？"周教授当即回复说："标准总是落后于时代，我们的治疗方案也治疗了不少患者，取得的效果非常好，你这种有很大的希望获得彻底缓解。"他给我开了去总部的住院单，并打电话嘱咐血液科团队的住院管床医生预留床位。

"标准总是落后于时代"这句话深深地刻在了我的脑海里。他的勇于创新、绝不抱陈守旧，正是时代所需要的。当然，临床上的每一项突破至关人命，创新需极大的勇气和魄力，也要为病人和家属扛住所有的压力。这也许是我两次见到周教授时，印象都不同的原因。

转院在总部住院动员采干细胞近三周时间里，周教授查房有时候是下午快下班了才来，有时是晚上七八点来，事无巨细地询问每一个病人。当时还奇怪，这么晚了还要亲自来查房一趟，后来听其他病友说，他刚从外地开完重要会议回来或者刚给学生上完课。听后，我立马觉得周教授不易，把一颗心完全献给了患者，日夜操劳。

那时候的我觉得动员采干细胞的那个疗程是自己生病后治疗得最难熬、最难受的疗程，不过也挺过来了。采干完成后，我回家休养等待无菌病房，身体也迅速恢复了。在"淋巴瘤之家"论坛上看到"_晴天_"写的在武汉同济医院无菌病房里自体移植＋CAR-T治疗过程中的感受的日记，自己为进无菌病房在思想上和行动上准备着，与住院部保持着联系，看什么时候能入无菌病房，住院部的医生当时说他们在每周的科室大会上都有安排，不会忘记每个排队等待入无菌病房的病人。

2017年9月3日入无菌病房，9月5日上化疗药。开始那时的无菌病房在老内科楼，只有9个无菌病房，无菌病房的管床医生是曹阳教授，记得化疗后的几天我还挺活蹦乱跳的，还能坐在病床上看电视，后面随着药物作用显现，自己也蔫蔫的了，躺在床上很老实。曹教授查房时还开玩笑说："怎么今天不看电视了？"我也只是应声回答："非常不舒服。"之后几天，随着干细胞和CAR-T细胞的回输，我的身体也难受，按无菌病房内护士的要求做好护理，自己也少遭罪。我每天都看着"_晴天_"写的日记，数着时间挺过来的。2017年10月4日（也是那年的中秋节），我出院了，回家休养。在家休养也不是一帆风顺的，一个多月的时间都是吃啥都想吐，咽喉也疼。不过幸运的是，没有感染，定期去医院复查。3个月后的PET-CT显示我的症状完全缓解，说明治疗效果非常好，自己的身体状态也越来越好。

出无菌病房在家休养的那段时间里，于老师和张老师创建了"白雪世界"和"快乐岛"两个群，我是在同病房患者的家属微信上加入大家庭的。在群里看到了周教授的菩提心肠，为一个个濒临死亡的患者找到了重生的光芒。

2019 年 12 月，疫情发生前，我有幸参加了于老师和张老师在光谷院区组织的一次志愿者活动，再次近距离接触了周教授。那一次，我看到了周教授头上增多的白发，也看到他为患者治疗疾病时坚毅的目光。在活动中，周教授亲自为每一位在院的患者送上了鼓励和祝福。

与我同病房的那位患者也很年轻，治疗效果也是非常好的，不过遗憾是因为在家没有做好护理，因吃了一粒花生米致使胃大出血，身体机能难以恢复，无法再治疗而走了。这件事给周教授的医疗团队带来了不少遗憾，而这也是为什么后续周教授力推要建立医患沟通护理平台而搭建同济血液科"阿拉丁神灯计划"的初衷。

我康复至今也 4 年半了。那个追光筑梦的人突然离开了我们，在"快乐岛"里再也看不到"钢铁侠"为我们讲他的新式秘密武器了，而留给我们的是无限的哀思。

我心目中的周剑峰教授

瑞金医院血液科志愿者团队创始人 王谦信老师

　　我很早就从上海的淋巴瘤病友群里了解到武汉同济医院血液科用CAR-T技术治疗那些使各种治疗手段都无效的淋巴瘤患者，而且取得了一定的效果，把一部分人从死亡线上拉了回来。但不知道那里的领军人物是谁？

　　2019年8月，"淋巴瘤之家"的工作人员孔雀河告诉我："武汉同济医院血液科也成立了一支志愿者团队，而且他们的活动也办得很不错。"我很兴奋，因为自2018年9月在由瑞金医院血液科和"淋巴瘤之家"联合举办的世界淋巴瘤日患教会上，我向洪飞提出是否能在全国三甲医院的血液科都建立由淋巴瘤患者组成的志愿者团队的建议之后，终于又有一支像我们瑞金医院血液科一样的志愿者团队诞生了。我迫不及待地请孔雀河把武汉同济医院血液科志愿者团队的负责人介绍给我。就这样，我与猎豹刚哥建立了联系并加入了由他创建的武汉同济医院血液科病友组织的"白雪世界"中。从此，我每天都关注"白雪世界"中发布的各种信息，从猎豹刚哥发布的信息中，我了解到武汉同济医院血液科主任是周剑峰教授，他有一个响亮的微信名"钢铁侠"。周教授跟我们瑞金医院的赵维莅教授一样非常关爱和支持志愿者团队，在猎豹刚哥组织地进病房志愿者活动中都能见到周教授挺拔帅气的身影。在群里，我看到许多淋巴瘤患者对周教授的高尚医德和精湛医术发自内心的赞美和感激之情。在群里，我看到周教授在CAR-T治疗方面首创的"汉堡包"疗法、序贯疗法、双靶点疗法以及寻找新的靶点疗法来尽最大努力挽救更多患者的生命。

在周剑峰教授、赵维莅教授的共同关爱下，我们两支志愿者团队互通有无，互相交流经验，建立了良好的紧密联系，共同为来自全国各地的病友服务。

2020年9月13日，由"白雪世界"发起的"病友们讲述自己的故事"线上世界淋巴瘤日患教会上，我受邀作为一名康复了的淋巴瘤病友讲述自己治疗的经过以及介绍瑞金医院血液科志愿者是怎样帮助淋巴瘤病友的。当我的发言结束后，周剑峰教授给予我们志愿者团队很高的评价，这是我第一次听到周教授的声音，心里非常激动。大家素未谋面，但他对我们却非常了解。联想到周教授在得知我与猎豹刚哥建立联系后专程打电话给赵维莅教授说：同济的志愿者团队跟瑞金的志愿者团队走到一起了，这个特别重要！我对周教授的敬仰之情油然而生。后来，猎豹刚哥告诉我，不久便要在武汉同济医院举行了一场会议，而赵维莅教授和我都在受邀名单中，于是我又开始激动起来，心里想象着见到周教授的场景，我该说些什么？送什么礼物好？非常遗憾的是赵主任因公务没能参加那次会议，我也错过了与周教授难得的见面机会。

2019年11月，一位在瑞金治疗的滤泡转弥漫大B淋巴瘤病友经过二线治疗，都无法抑制不断增大的肿瘤。赵维莅教授建议他要尽快进行CAR-T治疗。由于他的情况不符合参加瑞金CAR-T临床试验的条件，于是我就拜托猎豹刚哥将该病友介绍给周剑峰教授。很快，周教授就收下他并跟他的家属加了微信留了电话，周教授对他们说："我有80%的把握治好你的病。"就像当年赵维莅教授跟我说的一样，这无疑给该病友极大的信心和希望。赵教授还跟周教授通了电话，详细介绍了该病友的情况供周教授参考。正在周教授准备在2020年2月9日给该病友做CAR-T治疗时，武汉遭遇了严重的新冠病毒感染疫情，武汉同济医院血液科病房都在收治新冠病毒感染患者，但当4月9号，医院开始恢复血液科的正常工作时，周教授第一时间打电话给该病友，立马安排他进行CAR-T治疗，足见周教授的侠骨柔情。

如果说上面那位病友受到周教授无微不至的关怀可能有赵教授打电话的因素，下面我举的例子就能充分证明周教授对待所有患者一视同仁，是真正的医者仁心。

2020年12月，一位弥漫大B淋巴瘤病友的女儿特地从湖州赶来跟我一起参加一场有关淋巴瘤最新治疗成果的专家研讨会。他的女儿跟我说，自己的父亲是一位民营企业家，是家中的顶梁柱。主治医生跟她说，她父亲有TP53基因方面的问题，治疗起来可能有一点麻烦。

她说："武汉同济医院血液科的周剑峰教授用 CAR-T 技术治疗 TP53 基因突变很有效果，今天，我就是冲着周教授的报告来的。"当周教授在线上演讲完毕，主持人陶荣教授就向他提问："现在对于有 TP53 基因突变的弥漫大 B 淋巴瘤患者来说，您有什么建议？"周教授说："可以直接来武汉同济做 CAR-T。"坐在我旁边的病友的女儿跟我说："我想带我父亲去武汉同济医院做 CAR-T。"我说："如果你们真想去武汉，我可以帮你想办法。"我马上发微信求助猎豹刚哥，猎豹刚哥把她拉进了"白雪世界"群，她在群里问到挂上周教授门诊的方法。不一会儿，她告诉我，已经预约好第二天下午周教授的专家号了。第二天下午，她带着父亲的全部资料见到了周剑峰教授。当天晚上，她兴奋地打电话给我说：周教授人太好了，一点也没有大专家的架子，他对我有一种慈父般的亲切感，周教授让我尽快带父亲来医院做检查。后来，周教授根据病人检查的结果认为还没有到马上需要做 CAR-T 的地步，可以先做造血干细胞的冻存，然后做规范化的治疗，万一结疗后复发，可以立即来我这里做 CAR-T。就这样病人完全按照周教授的安排顺利地完成干细胞冻存和规范化的治疗。该病友结疗后状态很好，一点没有不良反应，于是又要投入到工作中去。我应他女儿的请求专程赶到湖州做他的思想工作，我告诉他，你的弥漫大 B 淋巴瘤是高侵袭性的，复发概率很高，你的企业又属于染化行业，是能引起复发的危险因素，你一定要在家好好休息先安全度过两年的复发高危期。在第二次复查时，他发现肺部出现一些阴影，其 SUV 值超出正常范围。周教授建议他每三个月做一次 PET/CT 密切关注该处的变化，一旦确定是复发了马上来做 CAR-T，而且周教授还对那位患者的女儿说：像你父亲这种情况一般目前上市的两款产品还不行，我会跟巨诺公司商量给你父亲定制双靶点的产品。周教授真是想病人所想，急病人所急。那天我突然接到他女儿的电话，告诉我周教授突然去世的噩耗，我俩都陷入震惊和悲痛的心情中去。悲痛之余，她告诉了我她父亲的情况。我知道周教授的去世对她来说是一个巨大的打击，使她失去了定海神针，她真担心万一将来父亲复发了该怎么办？我们都知道除了周教授还有谁能做到请巨诺公司定制一份双靶点的产品？我们都知道，周剑峰教授是那些经过各种治疗手段都无效的淋巴瘤患者的最后一道防线。他的离去，是淋巴瘤患者的巨大损失，是 CAR-T 免疫治疗领域的巨大损失，是血液病治疗领域的巨大损失。

2021 年 11 月 21 日，"淋巴瘤之家"在上海贵都国际大酒店举行首届全国淋巴瘤病友大会，会议开始前在猎豹刚哥的引荐下，我见到了仰慕已久的周剑峰教授，当我把《瑞金医院血液科志愿者团队活动纪实》《赵维莅教授和我们志愿者在一起》画册以及我写地反映我的成长经历的书《照片里的故事》赠送给周剑峰教授时，他的一句"久仰你的大名"让我受宠若惊。我真没想到，这样一位大专家、大主任，对于我这样的普通淋巴瘤患者都能那么尊重。由于会议马上就要开始了，我们不便细聊，周教授最后就说了一句："欢迎你明年四月来武汉同济参加全国淋巴瘤年会"，就匆忙结束了这次会面。

就在我憧憬着即将在武汉再次见到亲爱的周剑峰教授时，他却突然离我们而去。想到从此我再也见不到你那亲切和蔼的面容，再也不能把我刚写好的《照片里的故事 2》（志愿者篇）亲自送到您的手上，我不禁泪流满面。亲爱的周教授，您一路走好！我一定会像您希望的那样，一如既往地带领志愿者团队更好地为病友服务，我会继续跟猎豹刚哥携手共进，让瑞金血液科的志愿者团队和武汉同济血液科志愿者团队继续保持密切联系。

周剑峰教授，您永远活在我们心中！

CAR-T 之光耀我重生

——寄往屯溪的一封信

乔春玲

亲爱的周教授：

您在故乡屯溪还好吗？我是远在新疆的乔春玲，您还记得我吗？

不知不觉，您离开我们已经 35 天了。今天我看了台湾作家林清玄的一篇文章，写的就是您的故乡屯溪，他写道："此刻，我住在黄山下的旅店，从窗子望出去，可以看到，满天升起的星星，繁星是夜的眼睛，正注视着屯溪这个小城。"看到这里，不争气的我又流泪了，我好想您。

亲爱的教授，您知道吗？ 35 天之前，屯溪对我来说，只是一个存在中国版图上的陌生城市；如今，您回到了故乡，回到了屯溪，从此以后，屯溪也成了我日思夜想的地方。我总想着，我一定要好好努力，再让自己吃胖点儿，肯定会有那么一天，我也要去黄山下的屯溪看看亲爱的您，和您说说话。我要穿上最好看的衣裙，让您看看我痊愈的模样。我也要坐在屯溪的旅馆里，透过窗户看满天的繁星，星星是夜的眼睛，您就是那颗最亮的星星，不管在哪里，一直闪耀着光，护佑我们勇敢前行。

亲爱的教授，您走得那么匆忙，连一句道别的话都没有说。您走的那天，远在千里之外的我，呆呆地盯着微信群里的信息，我不敢相信自己眼前看到的一切，一瞬间，心痛得无法呼吸。消息来得如此突然，像一道惊雷，劈开了我脆弱的心。那一天，我哭了好久好久……

今天，我格外地想您，我有很多话想跟您说，三天三夜都说不完……

亲爱的教授，您还记得 2018 年 5 月吗？我在新疆当地的医院已采集了干细胞准备入无菌病房移植，结果 PET 结果显示我的惰性 B 细胞淋巴瘤又复发了，这已是我第二次复发了。我当时坐在您的好友江主任的办公室里绝望到了极点。江主任那时对我说："还有最后一条路，去武汉同济医院找周剑峰主任，他的 CAR-T 免疫疗法，是目前国内血液领域最先进的，你到他那里肯定是有希望的。"江主任当我的面给教授您打了电话，说了我的病情。您回复说："我们会想办法的，请尽快过来吧！"

亲爱的教授，也许您不知道，那是我第一次听到 CAR-T 这个名词，不要说我是第一次，除了血液科的江主任，我的主治医师们都不知道 CAR-T 到底是什么疗法，那时的我满心都是恐惧。从内心来讲，当时我是如此绝望，非常抗拒去同济治疗，因为我觉得，去了肯定也没有希望，因为新疆的医院已经穷尽了所有的治疗方法，而我在医科大学工作这么多年，也从没有听人说起过还能有什么比化疗更先进的治疗办法。

可是为了不辜负江主任的好心，为了不让闺女再流泪，为了老公的恳求，我悲壮地踏上了去武汉的飞机。启程去武汉同济的头一天，我试着给您发了一条短信，很快您就回复了，告诉我周一上午到武汉硚口区解放大道同济医院找您。

亲爱的教授，您还记得吗？那时我和老公第一次到武汉，人生地不熟，小心翼翼地给您发了短信，然后您让您的学生在门口亲切的接我们进去。我第一次见您时，我身体很虚弱，还发着高烧，虽已在本地做过了切除手术，但胸椎受淋巴瘤的压迫，走路还是有些歪斜。我披着维吾尔族的披肩，颤巍巍地走进办公室，那时您正在忙着，却一眼就认出了我们。我至今都还记得，您对我说的第一句话是："欢迎远道而来的新疆朋友。"

那天，我坐在医生办公室长条桌的对面，拿出带去的资料给您，我哭着跟您说着病情，紧张得语无伦次。您静静地听我说着，一直不停地安慰我说："不用太紧张，我们有办法，先找个地方住下来，我们会全力救治你的，放心吧！"当时，您就让周晓曦教授给我开了住院通知单，当天就顺利办理了入院手续。

亲爱的教授，您知道吗？您完全不是我想象中大专家的模样，您没有一点架子，您大医精诚，温文尔雅，和蔼可亲，轻声细语，对病人充满了人文关怀，见到您后，我的心一下子安定了下来，我知道我有救了。

亲爱的教授，我怎么能忘记，在我进行 CAR-T 治疗期间，让您费尽了心血，铁蛋白一直居高不下，别人血浆置换一两次就 OK，而我却置换了八次才达到正常指标。那一个星期里，我们的病房最是忙碌，您带着周晓曦教授一直在拼尽全力地抢救我。牵肠挂肚的很多病友都知道，在那一周的时间里，我经历了与死神赛跑的故事。

亲爱的教授，我怎么能忘记，经过 CAR-T 后，我免疫力较低，肺部真菌感染，高烧不退，有一次竟然突然昏迷了，您亲自打电话给血库要的血，不止一次地来病床前看我，鼓励我要坚强。您在病床前，跟我细细地讲我的病情，缓解我恐惧的情绪；又在手机上耐心地给我老公讲解病情缓解趋势图，安慰他紧张的心情。那时，您对我说得最多的话就是："放心吧，你会越来越好的。"

亲爱的教授，我怎么能忘记，星期天您冒着大雨，穿着雨鞋，打着雨伞，到病房来看望重病号；我怎能忘记，您经常在晚上十点钟独自穿梭在病房，专门去查看那些较危重的病人；我怎能忘记，有一天晚上，我老公在电梯里遇见您，他对您说："教授辛苦了，这么晚您还来看病人。"您却说："既然选择了医生这个职业，那就要全心全意。"

亲爱的教授，您还记得吧。在我 CAR-T 治疗两个月后，PET 结果显示，我已完全 CR，我激动的喜极而泣，哭着给您发了报喜的短信。不一会儿，您就把电话打了过来，当时您正在去出差的高铁上，您高兴地对我说："恭喜恭喜，真是捡回来一条命，要好好珍惜来之不易的成果。"

亲爱的教授，您为病人全心全意，却完全忘记了自己。而今被您救治的我们都在，而您却匆匆离开，这个世间就此少了一位为患者全心全意付出的钢铁侠，而天上却从此多了一颗为患者每日每夜祈福的启明星。

亲爱的教授，您刚走的那几天，我经常流眼泪，久久不能释怀。我常常想，也许天堂也缺少血液科的专家，所以您去了那里。只是，亲爱的教授，答应我好吗，在那里，您千万不要太劳累了，一定要好好爱惜自己的身体。

亲爱的教授，我跟您说，现在，我每天都在努力地告诫自己，不要再流泪了，因为教授更愿意看到我们好好活着。我现在已慢慢走出了悲伤，天气好的时候，我都会穿着漂亮的衣裙，沿着家门口八百花香小道，缓慢的散步，看着满眼的绿，闻着满鼻的花香，享受人间烟火。邻居的大妈每次说我，你去散步，还要穿得这么正式和漂亮，我说因为我要不负春光，不负这美好。

亲爱的教授，向您汇报，到六月份我就CAR-T四年了，如今我是美好的，在这些美好的背后，是您的CAR-T之光护佑我重生。

亲爱的教授，想对您说的话太多了，情长纸短，而此时我只有一个愿望，愿您在美丽的屯溪好好休息，安享故乡的山水美景，我在遥远的新疆，永远想念您，为您祈福。

此致
敬礼！

新疆 乔春玲敬上

精准诊断为我带来新生
——我的初治之路

捣蛋坏

初遇疾病

我是一位年轻新手妈妈，平时身体状况良好，偶尔感冒，家族中没有人生过大病。按时吃饭，按时睡觉，从不熬夜（哺乳期除外）。孩子出了满月，我还照例去医院做彩超复查了腹部没有问题。上面的特点让我怎么也没想到自己会生病，但是生病这件事真的不以人的意志为转移，确实这次我生了一个惊动了所有亲朋好友的病！2018年12月初第一次腹痛时去医院在两个科室被告知回家热敷，22日不见好转再次去要求做彩超。发现异常肿物，而且开始时的情景我记忆犹新，在当地彩超室6~7个彩超医生围着我那句："你子宫没有了。"告诉我病情的严峻。

生死时速的 20 天

当时我们决定去市医院，由于是剖腹产后 7 个月，怀疑子宫卵巢的问题住的妇产科 3 天没有确诊。我和家人决定去天津，先去了妇产建议 PET，26 日 PET 结果大肿块，11.1 厘米，SUV33.2，怀疑淋巴瘤，我去某三甲做了穿刺病理，确诊是弥漫大 B，生发中心，四期，KI67 95%+。2018 年 12 月 28 日—1 月 5 日（期间赶上了元旦假期）病理等待期我的疾病开始快速进展，胃下方明显能摸到肿块，5 日，我阴道出血，乘 120 急救车到急诊室，而后转到了空港区开始打白蛋白、打凝血针，其间我爸爸和老公也收到了那张通知书（不知道当时医生怎么同他们讲的，前段时间我整理病历资料的时候发现了一张我二寸放大好多倍的照片）。30 日在之家搜帖子的时候，我看到一个叫猎豹刚哥的网友在一个病友帖子下面回复介绍 CAR-T，就像经验丰富的特级教师，简短的话语，但思路清晰，将 CAR-T 是什么，包括哪些方案，可能出现的反应都介绍得一目了然。我试着加了刚哥，没想到很快通过了。我简单地说了一下自己的情况，刚哥告诉我还要做 FISH 和二代测序，并且告诉我在武汉同济有一位周剑峰教授那里就可以做 CAR-T，同时还把自己的微信号告诉了我（在刚哥的朋友圈中我看到治疗日记系列连载，受益于其中的各个方面，包括妻子的救命笔记，台风中心的平静，防感染）。5—8 日中的某天，我们也问了这边的主任意见方案是 RCHOP，二代医院不能做，也不是很重视这个。期间，我的哥哥弟弟叔叔伯伯们也都在为了我的事情忙着，也挂了北京专家的号准备去问诊，我没有让。最后决定弟弟 8 日出发，9 日看周教授的门诊。弟弟回来说，教授是一位非常平易近人的医生，果断地讲方案太轻压不住，需要加做 FISH 和二代测序，还开了入院证。当时出血还没有止住，我们未能出行。各种机缘 11 日我们去了血研所，12 日后开始做了骨穿，请会诊处理解决了出血问题，做 PICC，穿刺取组织病理会诊，做了 FISH 和二代测序、腰穿、打疗。

和"坏朋友"的初次交锋

我的方案是 96 小时，3 疗和 4 疗联合大剂量 MTX，治疗强度大让我中间也是发烧感染大小问题不断，基本是出了这个医院进那个医院，在医院迎来了 2019 年春节。二疗时做了 CT，显示缓解了大部分，主治医生和我们都非常高兴，四疗做了中期评估 PET 评分 4 分，对于我们来说总算松了口气，老公也得空连夜去了武汉咨询教授（我的二代测序报告在一疗期就出来，首当其冲就是 TP53 突变，我们很重视这个突变）。从老公在电话那头兴奋的语气我知道教授给了一个他想知道的答案。由于淋巴瘤这个坏"朋友"在前几疗程不能被消灭，我的第 5 疗程开始采用 RICE 方案,这个方案相比之前 4 个疗程的治疗方案，副作用更大，也被病友们戏称为"毒大米"。直到第 6 疗程结束，开始进行 PET-CT（正电子发射计算机断层显像）检查，结果显示肠系膜处有新的肿瘤。我拿着结果找到了主治医生，一向沉稳冷静的主治医生也揪心了，我们不得不与"坏朋友"继续战斗。

特别的"礼物"

"礼物"指的是 CAR-T(嵌合抗原受体 T 细胞免疫疗法)。说它特别有三个原因:一是它的作用精准、快速、高效,是一种能治愈癌症的新型肿瘤免疫治疗方法;二是它由周教授的医疗团队为我制订,属于定制化临床治疗方案。这种精准诊断、精准治疗的方案,使我能够及时输注 CAR-T 细胞,很快清除了肿瘤细胞。从输注 CAR-T 细胞到现在三年半了,我仍旧处于完全缓解中;三是它寄托着我内心深处一份深深的怀念,每次在当地医院复查时,医生总会问:"是在哪里做的 CAR-T ?"我总会很自豪地说:"是在华中科技大学同济医学院附属同济医院的周剑峰教授那里。"周教授虽已离开了我们,但我会把周教授的恩情永存心中。我想对周教授说:"谢谢您给我的'礼物',感恩您让我获得了重生。永远怀念您,敬爱的周教授!"

小战士发挥大本领

记得有天早上教授和晓曦主治医生查房来到我床这高兴地说:"你 CR 了,你是第二个 CR 的。"听到这里我那高兴劲就甭提了,感激之情无以言表。

回首这两年的时光,我还能安心在这码字,体会有几点:首先,乐观有信心。我可能是应了那句女子本弱,为母则刚吧。二是,病友的力量让在疾风中飞行的我不再是孤雁,尤其是白雪世界这个大家庭。热情友爱的病友们互相鼓励互相帮助,特别是以于老师为代表的灯塔式的病友们用自己经历和时间温暖了我们的时光。再次，亲朋好友同学们还有好多善良的人对我的鼎力相助，扫去了我的所有顾虑让我安心治病无后顾之忧！最重要的是两个医院对我的接纳并专业负责地诊治，尤其是周教授团队的新理念和新武器让我们在治愈的道路上看到了曙光。教授团队就像钢铁侠一样守护着我们，让寒夜不再寒冷。

滴水映辉

——深情怀念周剑峰主任

中荒

    2021 年 11 月 12 日，因患 T 淋巴母细胞性淋巴瘤，我转院住进同济医院汉口院区血液内科病区的。经过半年先后的化疗、干细胞自体回输治疗，于 2022 年 5 月 9 日结疗出院。2022 年 9 月 2 日，我回同济复查，9 月 3 日被安排做派特 CT 检查，9 月 5 日复查结果就出来了。我的主治医生朱晓健教授当天从医院内网上看到我的复查结果后高兴地告诉我："祝贺您 CR！"面对这一特好消息，我激动万分，对他说："太感谢您了！"朱晓健教授却非常谦虚地说："不，应感谢周剑峰主任和他的医疗团队！"这让我不由深情怀念起前不久，因心脏夹层破裂、抢救无效而不幸去世的，敬爱的原同济医院血液内科主任周剑峰教授，追忆缅怀他崇高的医德、浓厚的人文情怀和精湛高超的医术……

    我转院住进同济刚开始几天，并没有马上进行化疗，同济医院对我的转诊医院提供的病灶活检体正在抓紧时间进行复检复诊。记得刚住下的一天，周剑峰主任带着他的医疗团队来到我住的三人一间的病房进行查房，当来到我的床边、听完主治医生关于我的病情简要汇报后，周剑峰主任神情亲切又语气郑重地对我说："您好，我们不能搞击鼓传花的事，我们要诊断准了才能治疗。"当时，我的第一感觉就是："名医就是名医，果然名不虚传！多么科学严谨的医疗态度啊！对患者多么负责的可贵精神啊！"于是，一种无限的敬意油然而生，一股难以名状的暖流流遍全身。我感到我太幸运了，我遇上了好医院、好医生！过后几天的情况也充分证明了周剑峰主任和他的医疗团队决策的正确——同济医院联合其他三家权威医疗机构复检复诊结果显示，我的转诊医院关于我患 T 淋巴母细胞性淋巴瘤的诊断结论被确认，但关于我患白血病的诊断结论（转诊医院因为时间来不及做进一步检验）被否定了。

"我们手上的武器很多"记得在化疗期间，有一天例行查房，可能是周剑峰主任察觉我脸上仍然呈现迷茫的神情，为了进一步增强我配合治疗、与疾病作斗争、争取治疗最佳效果的信心和勇气，他走到我身边、握着我的手亲切地对我说："这个病 20 年前不好治，但现在有办法了，我们手上的武器很多。"虽然当时查房时间紧、查房任务重，他没有来得及一一介绍手上握有哪些具体的治疗武器，但我从他抚慰、鼓励的话语中，以及坚定、自信的目光里，也从主治医生朱晓健教授关于干细胞自体回输疗法、实验 CAR-T 疗法和一些疗效显著的新特药，还有身边同类型患者成功治疗范例的介绍中，我看到了治疗成功的曙光，坚定了与疾病作斗争获取胜利的信心，坚定了再大的困难也要克服、坚决配合治疗坚持走下去的决心。

"患者年龄偏大，初始化疗用药量要调整适应。"还记得在化疗期间，我的主治医生朱晓健教授告诉我，周剑峰主任对患者十分关怀、体贴，对患者的治疗也讲究因人施策。他告诉我，因为您得的是年轻人容易得的病，所以对您的治疗不能完全按照治疗年轻患者的方案进行，在规范化治疗的同时，也要考虑患者的年龄和身体状况。他说："在请示周剑峰主任过程中，周剑峰主任讲了，患者（指我）年龄偏大，初始化疗用药量要调整适应。所以，治疗您的病的方案慎重地选择了适合您的 B 方案。"当听完朱晓健教授关于这一治疗细节情况的介绍后，我再一次被敬爱的周剑峰主任"以患者为中心，视患者为亲人"的理念所折服、所感动。

我国医学泰斗、被誉为"中国外科之父"的、已故的原同济医院外科主任、资深教授裘法祖有一句著名的格言："才不近仙者不可为医，德不近佛者不可为医。"通过一次次查房近距离亲密接触，通过对点点滴滴暖心的治疗细节切身感受，我认为，敬爱的周剑峰主任就是裘法祖先生格言最忠实的践行者！

吾辈岂是蓬蒿人

刘一龙

天将降大任于斯人也，必先苦其心志，劳其筋骨，饿其体肤，空乏其身，行拂乱其所为，所以动心忍性，曾益其所不能。

——题记

不知不觉，我和淋巴瘤抗争了五年。很幸运，我成为胜利者，分享一波自己的抗癌经历吧！连接好 WiFi，有点长哦！

求医问药，遍寻闽地

2018 年二月，正值我高二下学期，是每个寒门子弟为了梦想拼搏的时候，可我老是因为脚痛请假，刚开始以为是打球崴到了，坚持好久没打球，可踝关节还是红肿疼，都走不了路了。三天在学校，三天在家里。可检查报告就是尿酸高，其他并无大碍。就这样，在当地市医院、省立医院、省医院看到年底毫无进展。（其间还听街坊四邻说吃中药，苦的我）学习成绩一落千丈，体重也减轻很多，家里的亲戚和老师就建议父母带我去北上广求医。幸得良师益友！

历经磨难，折戟南粤

去了广东省医，医生要求我入院体检，我心系高考，不想浪费时间，就委婉拒绝了，想着早点回到课堂。拿着报告单后，医生说，按着现有的报告，只能怀疑你是"强直性脊柱炎"不好好治疗，可能会坐轮椅。我笑着说，那我就是"中国版霍金"。可能被我的幽默风趣打动到了，主任允许我回去继续我的学业，不过得定期去打一种类克的药物，打满六针，一针一万多元。刚开始打了四针，效果都还好，就这样我坚持到高考结束，打第五针的时候，主任给我按了一下胸口把我疼坏了，他手一摊，说问题严重了！第二天，我就被转到了陌生的淋巴瘤科，天真的我还以为不就是淋巴瘤嘛，割一下不就好了。没两天我就发现是我太天真，科室的哭声好像就没停过，绝大部分家属眼眶都是红红的，我爸妈还有姑父也是眉头紧锁，可能真是少年不知愁滋味。后面我才意识到了事情的严重性。经过一系列的检查，终于确诊了骨髓里长了淋巴瘤，B淋母。预计使用BFM90方案化疗两年。经过了一疗红药水，二疗阿糖的洗礼，三疗的甲氨蝶呤让我记忆犹新：又是插胃管又是肾透析，我真的会自闭……四疗、五疗就是重复一二疗，到了六疗，要化疗九次也是那些药物，就是间隔时间久一点，一两个月，排满两年。那段时间好像一切都是那么顺利，感谢医生护士还有家人病友对我的包容与照顾。天不遂人愿，可能一切都太美好了，让老天又给我安排了一个附加题：2021 年 4 月，马上结疗的我复发了！这无异于是晴天霹雳。我还记得那天中午新进来一对年轻夫妇，害怕难过得在走廊楼道里哭，我于心不忍，上前安慰，可能话语投机，我妈督促我午休我都没去，一直到五点多，我的报告出来了，复发。真的是风水轮流转吗？轮到我和我妈抱头痛哭……那一晚真的很温馨，病人们、护士们，还有主任和黄医生都陆陆续续进来安慰我，赚了我好多眼泪感动坏了，此处应该手动 @ 小鱼姐、傻哲那些战友。我爸立马从老家赶去医院，会同我姑父、叔叔、表哥再次请教后续求医之路。主任和医生建议在广州南方，武汉同济，北京博仁任选其一，在医生的介绍和病友的帮助下，我选择了武汉同济。还记得来汉前一晚，来了好多病友，护士姐姐们送祝福，第二天走的时候，主治医师和护士长还亲自送我到电梯口。此情深似海，我自当结草衔环，以谢恩德。

赴鄂再战，涅槃重生

在医生和病友的帮忙下，我顺利地入住了武汉同济中法院区进行 CAR-T 前的预处理，因为 CAR-T，我部分记忆力还没完全恢复，只记得高烧最低温 43℃，昏迷不醒十多天，全身全是冰袋，周边布满了机器。醒来谁都不认识，把爸妈、老舅都揍了一遍。医生说，这是 CAR-T 的正常现象，就像电脑格式化，清除所有数据，以后慢慢恢复。在此缅怀周剑峰教授，在我因 CAR-T 昏迷十多天的时候，我爸妈十分迷茫难受。作为科室主任，您是那么平易近人，是周教授尽心尽力，排除万难，安慰我的父母，拯救我们一家于水火之中。感谢您照亮了我的人生道路，我会听您的话，好好享受人间。经CAR-T治疗两个月后，我遇到了现在的主治医生——曹老师，听她说话简直就是如沐春风，还记得在无菌病房里又是高烧不退又是口腔溃疡，她每天查房的时候问完病情都还会安慰我好长一段时间，完全没有年龄隔阂，就像小姐姐安慰弟弟。就我个人而言，我觉得无菌病房里后期其实精神压力大于肉体折磨，一个人暗无天日待在一个房间，人难受可以睡觉，可是能聊天的一个都没有，待了四十多天……我真的会自闭……历经磨难，终于出了无菌病房，可能是八十一难还没受够，得再加几难，一出来就巨细胞病毒感染，T细胞病毒感染，肺部感染，出血性膀胱炎……手术室和血浆置换也做了好多次，真是多灾多难！幸得张义成教授、王娜医生、曹阳医生妙手回春，于六月初返家。

少年归来，不忘初心

现在汉复查，希望一切顺利，拔管回家去上学，学好临床医学专业，为人类健康事业尽一份心，出一份力，为病友和百姓谋福祉！最后，再次衷心感谢我的父母，医生，亲戚，老师，同学，朋友，以及所有社会爱心人士对我的帮助！一龙铭感五内！不必太纠结于当下，也不必太忧虑未来，人生没有无用的经历，当你经历过一些事情后，眼前的风景和从前就不一样了。愿你我都能遇见生命里的"丁达尔"！

人间烟火抚慰我心
——追忆我的恩人周剑峰教授

林曦

> 毫无预兆，长沙，降温了。
>
> 毫无意外，我，想您了。
>
> 转眼间，您离开我们半年了。
>
> 周教授，您知道吗？我还是非常想念您。

就在前几天，今年的国际淋巴瘤日的线上活动如期举办，医生和病人分享了治疗过程中难忘的点滴，完成了您生前想要每年举办一次的夙愿，您，看见了吗？我们都在努力地活着。医生们努力救世，病友们努力活着，为了我们自己，更是为了您。

还记得与您的初次见面。是在2019年，我淋巴癌第二次复发。经历了常规化疗放疗，经历了生不如死的移植，经历了复发后再化疗再放疗，然后复发。我拿着报告崩溃大哭。当时的主治教授对我说，去找找周剑峰教授吧，去试试 CAR-T 吧。当时，我根本不知道什么是 CAR-T，只觉得自己无药可救。绝望、害怕、惶恐、无力中带着几乎放弃的心绪，我被丈夫拖着来到了同济。当挂号的时候，我简直不敢相信 26.5 元是一个血液科的主任、一个全国知名专家教授的门诊挂号费！门诊当天，我在心里把自己想问的问题默默背了好多遍。我知道像您这样的专家教授时间很宝贵，我要以最简短的语言说出我的病情。然而，让我再一次惊讶的是，您是那么和蔼、温柔且有耐心。您帮我拉开凳子让我坐下，取下眼镜，把头微微侧着，那是一个让人顿时安心的倾听姿势，您对着微微发抖的我说，不急，慢慢说。然后您拿出一张纸，用笔在上面画着基因突变、化疗和卡提的关系。您就那样慢慢地仔细地向我讲解着我从未听说过的 CAR-T。您说，不怕；您说，我并没有走投无路；您说，我可以救。那一次的门诊，大概持续了半个小时之久。从门诊出来，我和老公手牵着手，眼泪缓缓划过我的脸庞，老公的手坚定而有力地抓着我。我知道，那一刻，我们都看见了光。我与您的第二次见面在 2020 年 11 月。我正式入组，准备接受 CAR-T 治疗。说实话，抗病三年，复发两次，走投无路，殊死一搏，已经不能单单用害怕来形容我当时的心境了。那是一种不知道还能不能看到明天太阳升起的巨大恐惧。但，您似乎一眼就看穿了我。您对我说："现在 CAR-T 技术很成熟，尤其对纵隔淋巴瘤的效果很好，不要害怕，听到没？"您的语气温柔且坚定，让我慌乱的心一下子就安定了下来。然而让我惊讶的是，回输后的每一天，我都能在早上醒来的第一时间看见您在我们几个同时回输 CAR-T 病人的病房门口徘徊。我知道因为回输而造成的发烧感染随时随地都会发生，医生们肯定会很担心。但我没想到是您是如此牵挂我们！您是怎么做到的那么早就出现在病房门口的？主任大查房的时间不是 8 点吗？您是没回家吗？您是睡在办公室的吗？您的心里是只有病人吗？我很幸运地在回输期间没有发生任何感染，且血象各项指标恢复得很快，两个星期我就出院了，赶在大年三十之前，我回到了家。在住院期间，我听您说得最多的就是病人如何做好自我防护，防感染才是这个治疗过程的重中之重。只有足够的重视和自律才能把治疗效果发挥到最佳状态。我知道您最担心的就是病人治疗后的防护。然而，我似乎低估了您对病人关心的程度。我万万没想到的是，大年初一，早上 8 点，我的手机铃声响起，我看见手机屏幕上显示的周教授三个字，有几秒我的脑袋是空白的。我在想，今天是大年初一吗？这位是周剑峰教授吗？我按下手机的接听键，只听见您熟悉的声音传来："怎么样？血象怎么样？白细胞多少？血小板多少？告诉我。"没有多余的一句寒暄，直奔主题。知道我的血象垮了让我第二天立马再去抽血，如若指标没升上来马上回武汉住院。第二天一大早，他又给我打了三个电话，详细询问了各项情况后，得知我前两天曾经感冒，立马说到"回来住院，不要耽搁！"就在那一刻，我没有任何迟疑，不再抱任何侥幸心理，就为了您这份兢兢业业的责任心和至高无上的医德，我不能辜负。虽然是大年初二，虽然天寒地冻，但我觉得很温暖。您知道吗？像您这样全国闻名的专家对我的每一次关心都等于对我的一次救赎。您会在我发朋友圈表示到武汉复查的时候给我发微信说要注意安全，一定要注意防感染；您会在我因为打药而难受发朋友圈的时候，立马发消息问我用药情况，并与当地医院的医生联系，远程调控用药方案；您会在我心情低落的时候，安慰我不要大喜大悲，要学会控制情绪，要做一个平和的人；您会在焦急等待复查结果的时候，突然将结果提前发给我，甚至比我还要开心地说到结果很好，恭喜！您知道吗？您给我发的那句"好好生活，享受人间烟火"，现在成了多少病友坚定活下去的信念吗？人们常称好的医生为大医大德？何为好？何为大德？我认为就是不仅用高超的医术治好你的身体，还用善良的品德治愈你的心。将你身心同时救赎的医生便是大医大德。而您，便是这样的人。写到这里我已泪如雨下。望向窗外，长沙的傍晚，华灯初上，车水马龙。就像几个月前的那一天，我永远无法忘记的那一天，也是这样的一个傍晚，我趴在窗户边上望着武汉的方向悲恸哭泣。那是在您追悼会的前一天，我接到了于老师的电话。我在电话这头听着于老师说，您在临走的前一天，还跟您的夫人说惦念我。您是不是在给您的夫人翻看我发给您的那张警服照？我犹记得发给您的那天,您开心得像个孩子。您说："太棒了！我可以分享吗？"接着，我很荣幸地出现在了您的朋友圈，您的欢喜比我更甚。听着于老师说您的夫人胡老师让我一定好好的、坚强地活下去时，我再一次破防，泣不成声。可恨的是，就在当天长沙疫情的突然暴发，让我无法前去送您最后一程。那天我发了疯地在家里哭喊着要去武汉。老公用力地抱着我，轻轻地说："等疫情结束，我陪你去安徽看他，好吗？但是你得健健康康地去看他，对不对？这才是他最想看到的。"对啊对啊，正因为您的惦念，我才更应该控制住自己的悲伤，好好保护自己。我最亲爱的周教授，待到花开烂漫时，我定将穿上我最爱的警察蓝，陪您吃上一碗您最爱的屯溪馄饨。我最亲爱的周教授，我们不说再见，您好好休息，我定当好好享受人间烟火。

始于医术，敬于才华，久于善良，忠于人品。

——献于给予我第二次生命的中国 CAR-T 追光人

让世界惊讶的追梦人

齐欣

    我是成都人但在上海工作生活。我是 2017 年 8 月确诊滤泡淋巴瘤（携带 TP53 缺失）的患者。经过 8 个疗程的 RCHOP 治疗后获得 CR，但是短短 3 个月后就出现疾病进展。虽然在刚刚生病时就知道了 CAR-T（确诊当月刚好是诺华的 Kymriah 上线的日子），但是得知百万美金的治疗费用，就打消了这个念头，不过很快通过于老师和张老师的分享，我得知了咱们武汉同济已经在 CAR-T 上做出了领先世界的产品。怀着将信将疑的心情，我亲自来到武汉同济问诊。当我看到周教授一周出诊 3 次且每次都是 26.5 元的挂号费的时候我就知道了，这是一位有责任感和使命感的医生。经过短暂的问诊交流，我就明确了策略，继续观察等待。但这时的等待少了很多焦虑和不安，因为周教授的 CAR-T 是我心中的压舱石、王牌和核武器，我的等待是踏实的等待。再后来，周教授来上海开会，我"不要脸"地在会议室外等待，会议结束后，由于教授需要立刻赶往机场回武汉，周教授主动加了我微信，让我微信上跟他交流。一个大主任，"主动"留自己的微信给病人，在中国，相信大家能想象我当时的激动与惊讶，心里的压舱石的分量更重了……时间来到了2019年年底，我肿瘤终于开始了飞速进展，SUV超过30，明确提示发生了转化。可是命运弄人，恰逢周教授及其主要团队在美国奥兰多参加ASH年会……可是疾病进展迅速，我有厚着脸皮在国内凌晨，美国白天的时间给周教授发了微信告知情况。没过几分钟，教授回复："立刻来武汉，找××医生，已安排好。"考虑到当时国内已是凌晨，内心温暖得不知道该如何表达……接下来就是在武汉同济总院住院的生活，住院期间也让我看到了原来教授是人在就会查房的大主任，一周还要上三次门诊，接下来是疫情，解封，CR！当我把自己的治疗结果放在美国的Facebook CAR-T群里后，欧美的CAR-T病友都很惊讶中国已经有了双靶点的CAR-T，不仅双靶点，还能CD19、CD20、CD22等多个靶点供选择。看着欧美病人的惊讶，那一刻，诚实交代，我骄傲极了……为我们中国人自己的CAR-T感到无比骄傲……在过去的两年中，我不断地将我们中国人的CAR-T实践和护理经验分享给欧美的病人……也有越来越多的西方发达国家（澳大利亚、美国、日本）病友想通过我尝试来中国做CAR-T，只是由于疫情，未得偿所愿。但越来越多的国际病人开始意识到中国，尤其是武汉同济的CAR-T是更先进，更优秀的CAR-T……另一边，我也不断地通过快乐岛了解到更先进CAR-T的进展，心里越来越踏实，也渐渐地重拾了生活的希望……

可是怎么也想不到，真是怎么都想不到，周教授会以这样的方式就突然离开了我们，这几天内心都很难平静，觉得"天地不仁"，为何会允许这样的事情发生在周教授身上？真是不解。

足 迹

云之兮

说好的下一篇突发新闻，等来的竟是您突然的告别。不愿相信，这是我和您的名字最后一次同框。

跟随周剑峰教授采访 7 年，我用仰望的姿态紧紧跟随这位临床医学科学家的脚步。从 2015 年华中首例白血病治愈起，到迪拜女孩在汉重生，再到多发性骨髓瘤的突破性研究，全国首例国产 CAR-T，全球新创自体造血干细胞联合 CAR-T 疗法……每一项创新技术的突破，每位绝症患者的新生，都让我感动、振奋。某天采访现场，一位恶性肿瘤患者拿着报纸告诉我，他是看到了上一次的新闻，决定投奔周教授，现在已康复回归社会。那一刻，因为和周教授这样的医者相连，我感到自己平凡的工作也拥有了无比崇高的意义。

全国首例 CAR-T 新闻报道引发了轰动，越来越多的人关注到这种 120 万元一针的神药（只有通过国产化降低成本）。上个月还在您的办公室，和楚天都市报记者一起对您进行了特别的专访，希望进一步对大众科普。那天，您从光谷院区门诊处匆忙赶回主院区病房，在采访过程中，因为不放心一位危重病人，您中断了采访，又塞了些糖果给我们，让我们等一等。没想到这竟是最后一别。

周日得知噩耗，我泣不成声，不敢相信这是真的！您还那么年轻，在您的带领下，同济血液科眼看着就要腾飞，为何上天如此残忍突然就带走了您！是因为您得罪了死神，与他抢的人太多吗？

您离开后，因为采访我被拉入了几个患者群，患者群里的留言让我震惊："我的心都碎了，被掏空了""您就像父亲一样给了我第二次生命""别人不懂我们的悲伤，只会为失去一位国之大医而惋惜。只有我们自己知道，那不仅仅是悲伤，还是心底最后的防线，那是痛，痛彻心扉！"看着留言我一直流泪，擦干了又流，眼睛也肿了，心痛到无法呼吸。

听胡老师说，外地赶来的病人跪倒在您的灵堂前一直磕头，哭着求用自己的生命换回您。全国无数复发难治的血液肿瘤患者等着您的不断突破来延长生命……我逐渐明白，正如患者们所说，您就是他们的灯塔，您在，他们才安心。您走了，他们的天都塌了。

一遍一遍翻看这么多年和您的微信，您对我这样的晚辈都很客气，总是感谢。其实这是我们的工作，能跟随您报道是我的荣幸。我后悔没能再多了解您一些，看到患者群里大家对您深深的怀念，我才明白，原来您默默为这么多人扛下了风雨！您的心里竟装下了这么多人！

五天只穿一套黑衣，连续几日写稿到深夜，一边写一边落泪，无法控制自己的情绪。感谢您，为这个世界带来了光，在我心里，您是医术高明的追光者，更是个温暖有大爱、闪闪发光的英雄。

余生，我愿做一个像您一样温暖的人，更靠近您一些。

我是柱子哥

柱子哥

　　我是柱子哥，是上海的一名患淋巴瘤合并自体免疫疾病病人，也是一名年轻的抗癌博主，周教授以前还转发过我一篇名为《一只柱柱柱柱子哥》的文章。

　　2018年确诊的时候，我作为28岁的年轻患者讲述自己的确诊经历，周教授在朋友圈点评说，我这个病不严重；2019年，我初治结束2个月后就复发了，进展迅速，不太乐观，我四处求医、吃够了闭门羹。那时我已经是个比较有名的博主了，在我病情不明确的时候，其他医生都无法承诺可以收治我。通过齐欣的介绍，周教授在武汉查房的时候进一步了解了我的情况，让我去武汉问诊。

　　2020年1月中，武汉疫情尚未封城的时候，我去武汉见到了周教授，他没有婉拒我，而是很有信心地告诉我，可以使用CAR-T疗法同时治愈我的两种疾病，然后加了我的微信发给我让我参考的英文论文。我带着希望回到上海，开始了新一轮的治疗，并冻存了自体干细胞（T细胞）。在此后一整年的治疗中，我都得到了周教授的关怀，他一直承诺，如果我的病情发生了变化，可以第一时间去武汉找他治疗。

2020年12月，我再次去武汉同济就诊，听从周教授的安排，冻存了T细胞，为了后面的复发储备治疗机会，同样得到了周教授的很多关照。

之后，我康复了一年半的时间，偶尔会跟周教授汇报一下近况，他也为我高兴。

近一年我的身体很好，心里虽然怀着对下一次复发的担忧，但始终有底气和一个锚点，我知道我是有退路的，若真的复发，周教授可以收治我，一定会让我有用CAR-T治疗的机会。

前两天，得知周教授离世的消息很难过，哀思沉重无从消解，由于上海疫情封控也无法亲身参加追悼，没机会见周教授最后一面。

但是转念一想，对一个人最好的纪念是什么呢？是把救命的恩情最大化，作为一个康复的病人好好活着，真切地活着；是把他的医学人文关怀承继下去，在自己漫长的抗癌博士生涯中把理念和信念传递给更多人。

唯有如此，才能报答他的恩情。

周教授一生从医，定是帮助过很多很多家庭的，而与每个家庭都曾建立过这样的羁绊，只要我们都在余生里感恩这种恩情，这样的羁绊就永远不会消失，能量就始终在循环。

普通人的一生，只能活一次，肉身成灰便是与尘世的告别；

而周教授的一生，于许许多多回合中同死神较量，把许许多多人从死亡线上拽了回来，而每一次这样的较量，都是一次"活过"，许许多多人能"活着"都与他有关。

他的一生，想必更真切、更充盈、更没有遗憾，也更令人怀念。

永远的钢铁侠
——感念敬爱的周剑峰教授

李军

我怀着无比感念之心倾诉对敬爱周教授的怀念之情。周教授给予了我爱人第二次生命，现如今我爱人经周教授团队 CAR-T 免疫疗法治疗，已康复近 4 年了。

我爱人名叫王满元，辽宁营口人，他于 2017 年 4 月份确诊为非霍奇金淋巴瘤，确诊后在其他医院初治，经过十一次化疗（其中三次二线方案）后，骨穿诊断始终为有肿瘤残留未治好，也找不到其中的原因，我们当时也很迷茫。当时专家建议做异体移植，我们没有做，因为这时还有一线希望，这希望就是要去找武汉同济医院的周剑峰教授去诊治。近几年，总有亲朋好友问我怎么知道的周教授，我说是有幸进了于永刚老师搭建的"白雪世界"病友群这个医患平台，了解了周教授先进的诊断技术和 CAR-T 免疫疗法。

2019 年 3 月 24 日，我们来到武汉同济医院投奔周教授，在门诊部初次见到敬爱的周教授，周教授很平易近人，一点也没有架子。在同济医院经过二代基因测序、FISH 等相关诊断后，我爱人的病得到了进一步精准诊断：确诊为弥漫性大 B 淋巴瘤伴 TP53 以及 MYD88 等基因突变，这样终于找到了初治十一次化疗骨髓中始终有残留未治好的原因，之后周教授团队为我爱人制订的治疗方案是 CAR-T 免疫疗法。在接受 CAR-T 免疫疗法之前的两个多月时间里，为控制和清除肿瘤，周教授还让我爱人用了伊布替尼口服药和美罗华注射液。之后有幸入选了南京驯鹿全人源 CD19CAR-T 免疫疗法的临床试验并于 2019 年 7 月 17 日接受治疗，治疗后康复至今。

在同济医院光谷院区住院期间周教授不辞劳苦、平易近人的身影至今还历历在目。那时周教授每周在光谷出两次门诊，每次早上都是不到七点就来到光谷血液科住院部，然后出门诊，门诊之后顾不上休息还要逐个病房查房，给出诊疗意见，这只是周教授不辞劳苦、兢兢业业工作的一角。周教授在总院、中法分院不分节假日、休息日，早上很早到医院、晚上下班很晚才回家，去外地参加各种会议后回武汉，第一时间要先到医院探视病人，遇有重症危急病人不论是在总院、光谷、中法院区，哪怕是深更半夜也会亲临病房给出诊断。周教授仁心慈爱，不舍弃每个病人，在这些年中，全国各地像我爱人这种在其他医院初治未治好、属末线治疗阶段而投奔周教授的病人很多，有的去武汉时是救护车拉去的、用担架抬进病房的。面对这些危重病人，哪怕还有一线治疗希望，周教授也不会考虑到如治疗失败将影响自己名誉而放弃，顶着各种压力了收治了许多危重末线治疗阶段的病人。敬爱的周教授真的是一位难值难遇的，技术精湛的，仁爱的，敬业的……，人民的好医生。您挽救了那么多人的生命，给予了他们第二次生命，却因积劳成疾、英年早逝。

周教授，您的敬业和仁爱精神永垂青史！我们永远怀念您！

好好活着，享受人间烟火

黄蓉

2004 年 12 月，我在武汉同济医院确诊大 B 细胞淋巴瘤，治疗后于 2009 年复发，又在武汉同济治疗，复发时间是 2019 年的 7 月底，我入住的是胃肠科（部位是直肠），经 11 天一系列的检查，确诊淋巴瘤复发，当时我要求立即转到血液科找周教授，那个时候一床难求！再加上我已经很严重了，走路都很困难！第二天很早，我跟我妈妈直接去了住院部，我很幸运，见到了周教授在查房，我就在护士站哭着等。等周教授查完房，我也是哭着把我的病理结果拿到了他面前，他马上给我安排了床位，给我制订了自体移植加 CAR-T，当我犹豫不定又找到他办公室说出我的想法的时候，他说这是对你最有疗效的方案！一切准备就绪后，10 月 1 日进无菌病房，10 月 25 日出无菌病房！目前已经 30 个月了！遵医嘱，定期复查，到现在，我没有任何感染，没有任何不适，每次复查显示的指标都在正常值！是周教授让我再次重生，感谢周教授的大恩大德！直到今天，我都不愿接受恩人离开的事实，这几天，只要看到群里的消息，我的泪水就情不自禁地往下流！以后我要好好保重我自己！好好活着，享受人间烟火！

周教授生于徽州，长于徽州，身上流淌着徽州血液，传承的是徽州文化。有人说，他就是"一头徽州骆驼。"周教授喜欢看武侠小说，他崇尚侠客，他的夫人回忆说"有一次他被我强拉去看电影《复仇者联盟4：终局之战》。当钢铁侠为了阻止灭霸打响那个毁灭世界的响指，耗尽了所有的能量，当铠甲上的能量环由暗淡而熄灭，钢铁侠永远闭上眼睛时，影院里响起一片啜泣声……"从那时起，他的心里就住进了一个钢铁侠，他给自己起了这个响当当的网名：钢铁侠。有一次，群里来了一个叫"钢铁侠"的病友，大家立即让他改网名，说："我们心中只有唯一的钢铁侠周剑峰教授。他就是钢铁侠的化身，为医学事业，为病人，耗尽了所有能量，他的离去，让我们泣不成声，他所发出的光，将永远温暖我们的心。"

永远的钢铁侠，我们不想说再见。

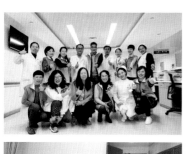
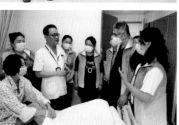
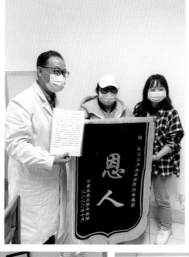
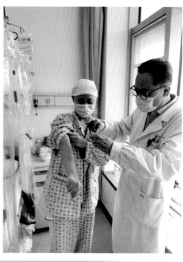
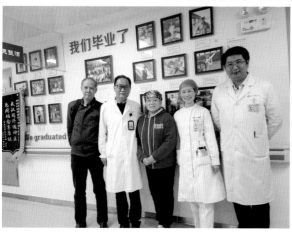
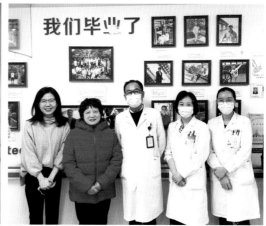
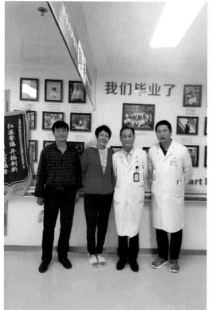
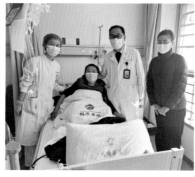
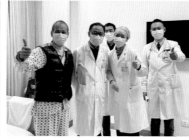
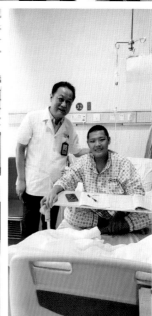

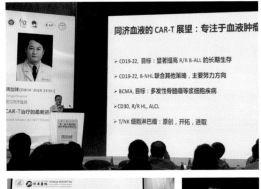

同济血液的 CAR-T 展望：专注于血液肿瘤

周剑锋(ZHOU JIAN FENG)

➢ CD19-22，目标：显著提高 R/R B-ALL 的长期生存

➢ CD19-22，B-NHL 联合其他策略，主要努力方向

➢ BCMA，目标：多发性骨髓瘤等浆细胞疾病

➢ CD30，R/R HL，ALCL

➢ T/NK 细胞淋巴瘤：原创，开拓，进取

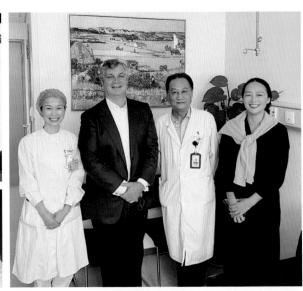

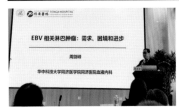

EBV 相关淋巴肿瘤：需求、困境和进步

周剑锋

华中科技大学同济医学院同济医院血液内科

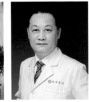

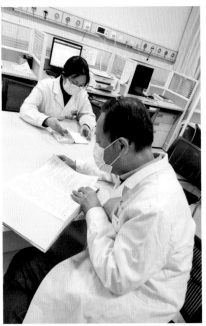

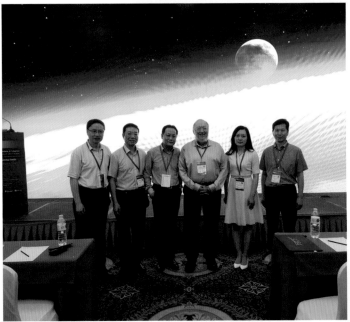

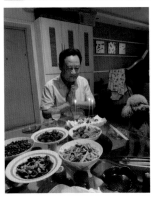

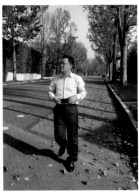

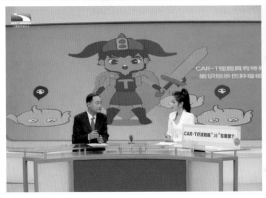

02

照片中的故事

永远的钢铁侠

猎豹刚哥

这是我与周教授的最后一张合影，2021年11月20日晚拍摄于上海南京西路街头。

2021年11月21日，洪飞的淋巴瘤之家成立10周年的庆祝活动——第一届淋巴瘤病友大会在上海召开，周教授力邀我与他一起出席，他说他想见见我。

11月20日晚，周教授约我在南

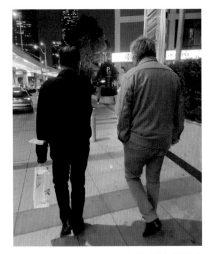

▲上海南京西路街头

京西路一家粤菜小聚一下，这是我第一次，也是最后一次与周教授吃饭。

那天，由于上海瑞金病友组织王老师有个欢迎会在先，我请周教授等一下，上海堵车太可怕了，2.8公里路程我们的车开了一个半小时，当我与三位病友或家属赶到酒店时，周教授这样的知名专家已经等了两个多小时，见面时周教授却和蔼的说不要紧，咱们难得在外地一起吃个家常饭。

落座后，周教授就开亲切的询问陈女士的近况，解答她的疑惑。接着，他又问起了徐小姐父亲的情况，还嘱咐一定要休息好，及时复查。

席间，周教授与我们谈了他的成长经历与行医的心理历程。饭后，在回酒店的路上周教授与我们谈了科室建设的想法。他说，必须服气，瑞金和华西血液科是经历了几代人的努力才有了今天排名前三的优势，他愿做一个铺路石为同济血液科的下一代医生，或者再下一代医生打下基础。同时，他说他庆幸生在了一个好时代，免疫治疗（尤其是 CAR-T 疗法）让他有了机会弯道超车，所以，他不仅仅着眼 CAR-T 的简单临床，他更要研究 CAR-T 的内在与整体，做到知其然，更知其所以然。

我俩兴高采烈的在路上聊着，徐小姐在后面拍下了这珍贵的影像。

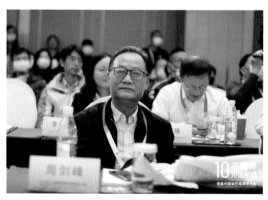

▲周教授参加淋巴瘤病友大会

讲述照片中的故事 *2*
治愈后幸福的一家人

猎豹刚哥

  大家看这张照片中的一家三口是多么温馨与幸福。这是收录在武汉同济血液科七楼南毕业墙上的一张照片，也是周剑峰教授生前在多次国内外 CAR-T 交流大会上分享和引用过多次的照片。

  每次看到这张照片时，我总会想起：2018 年元旦后的一天清晨，我被急促的电话铃声惊醒，在电话中，一位女士带着哭声向我求助，她老公淋巴瘤经过多次化疗均无效，只能选择 CAR-T 疗法，但在北京的一家医院入组筛选失败，急需寻找医院赶紧治疗。我通过白雪世界建立的渠道迅速联系了武汉同济医院周剑峰教授。周教授看了病人资料后，迅速安排入院，抢在春节前完成了 CD19/CD22 双靶序贯 CAR-T 治疗。目前，已经 CR 四年半时间并回到了自己心爱的工作岗位。

  一次成功的治愈对一个家庭是多么的重要，治愈——让"家"这个字保持了完整，也让家中欢乐的笑声得到了持续。

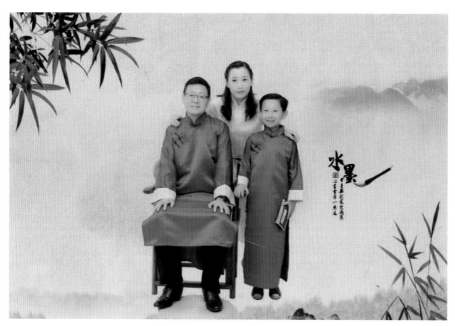

▲治愈后幸福的一家人

讲述照片中的故事*3*

关爱比治疗更重要

风和日丽

　　敬爱的周剑峰教授离开了我们，长眠在人杰地灵、风景优美的屯溪故土之中。时间在推移，但我却一直保留着周教授的微信号，经常翻看曾经的聊天记录，往事一幕一幕地涌现。

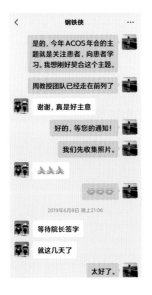
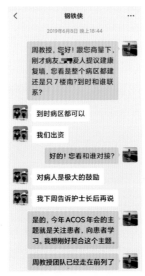
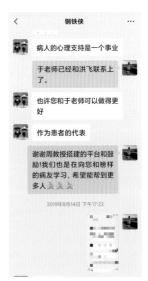

▲ 与周教授的聊天记录

今天看到这张周教授与我老公猎豹刚哥在武汉同济医院血液科七楼南的病友毕业榜前的合影，让我想起了毕业榜建立过程中一些鲜为人知的故事。

2019 年，第 55 届美国 ASCO 年会的主题是"关心每一位患者,向每位患者学习"(Caring for Every Patient，Learning from Every Patient)。

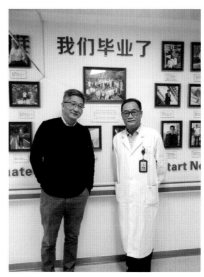

▲周教授与猎豹刚哥毕业榜前合影

为了契合这个主题，我找到周教授，把建立康复榜，分享康复后病友生活状态的想法说了出来，周教授非常支持我，建议徐丽书记和我们一起策划实施，并分享了美国梅奥诊所患者教育的经验。康复榜建成后,周教授亲自命名为"毕业榜",鼓励正在治疗的病友坚强、坚持、相信医学和科学,勇敢面对，也展示了医学进步给肿瘤患者带来的福音，凤凰涅槃般重生。

周教授常常说:"治疗、经济、关爱是中国病人面临的三个大问题，其中关爱是非常重要的，甚至超过了治疗的作用。"

现在，毕业榜成了武汉同济医院血液科的一张靓丽名片，每个住院病友和家属都会来到毕业榜前，从中获取力量，获得信心。

从 2019 年开始，我每年更换一次照片，让更多康复并回归正常生活的朋友展示自己，有能力爱自己，有余力爱他人。

榜样的力量是无穷的！

在周教授推动下，同济医院中法和光谷院区也建立了毕业榜。

今年的毕业榜照片早早便收集完成，可惜周教授不幸离开了我们。复现往事，以此怀念周教授悬壶济世的情怀和独一无二的高超医术。

怀念绵绵无绝期。

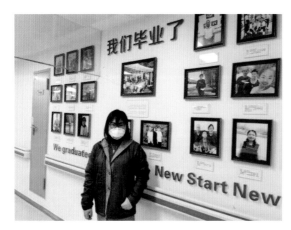

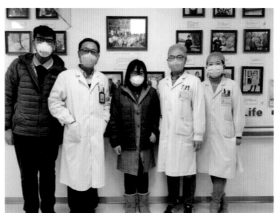

▲病友迪拜女孩经 CAR-T 六年后复查，在毕业榜前的留影

讲述照片中的故事 *4*

一碗热干面

猎豹刚哥

这张周剑峰教授在光谷路边摊过早的照片，是一位病友偶然拍下的，大概是在2019年5月。可照片后的故事却鲜为人知——一位福建病友在福建、上海等地多线治疗肿瘤无法控制的情况下，来武汉同济血液科做 CAR-T 治疗，由于肿瘤负荷大，他回输后的反应很大。周教授那几天都是天不亮就从十多公里的汉口院区赶

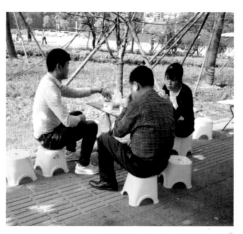

▲周剑峰教授在光谷路边摊过早[1]

---

①过早，吃早饭。

到了光谷院区，在查看并安顿好这位病人后，周教授下楼在路边摊吃了一碗热干面。

周剑峰教授——您把患者当成自己的亲人，从来不摆任何架子，从不讲究任何繁文缛节，突破传统敢为人先，一切以治病救人为目的，在病床前幽默地鼓励我们，替我们的医药费精打细算，在病友群跟我们聊天甚至答复问诊，我看到您手提简单早餐匆忙赶往办公室的身影，看到您前一天还在外地出差开会、第二天早上 7 点多就精神百倍出现在病床前，看到您下了分院的门诊，夜里还要到总院病房查房，我知道您为了指导因饮食不当进 ICU 的病友用药而夜不成寐，只求挽回生命，我看到您把手里的药品送给经济困难的病人……这样的例子举不胜举，无论昼夜，不分节假日在病房留下您的足迹；您早已是扬名五湖四海的大家，但您始终谦虚，把"创新助力成长"当成自己的信念，并完美践行，在患者向您表达感谢时，您永远都是低调地读出一句话："不要感谢我，感谢医学进步，感谢你们的运气。"

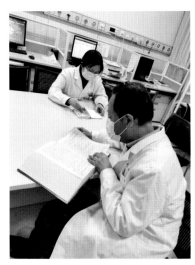
▲周教授与李教授半夜救治患者

讲述照片中的故事 *5*

不寻常的夜

贺少龙

　　这是我一直珍藏的一张照片，照片中的故事要从 2021 年 1 月某一个寒冷的周日夜晚讲起，当时，我在同济医院进修值夜班，夜晚十点多，我正在书写病例，周教授和李春蕊教授突然来到医生办公室，询问一例接受 BCMA-CAR-T 细胞治疗的复发难治多发性骨髓瘤患者的情况，这让我有点奇怪，病人目前的情况还算稳定，教授怎么半夜来了？后来我才了解到，两位教授是看到微信群中的患者家属讲述患者感觉乏力、恶心，再加上治疗前肿瘤负荷特别重，他们担心患者出现肿瘤溶解综合征，怕值班医生经验不足，决定到病房亲自探望。细心去看就会发现周教授的白衣没有胸牌，因为他太着急来不及去六楼主任办公室更换他的工作服，我赶紧跑去值班室为他找了一件替换白衣，两位教授来到患者床边，仔细询问起患者的症状，认真的体格检查后，指导我迅速完成了一系列检查。结果提示患者已经出现溶瘤的表征，如果对于这个并发症认识不足，引不起医生的重视，不及时处理，可能会导致更加严重的后果。情况危急，周教授指示我联系肾内科医生迅速给予了床旁血液滤过治疗，所幸处置及时，患者没有出现严重后果。一波忙碌下来，搞得我精神紧张而且疲惫。当我回到医生办公室，两位教授竟然还在讨论患者的病情，如何进行预判，同时进行总结希望其他同行也知晓这个情况，发生了怎么早期识别处理。他们如此敬业、专业、严谨，看着他们查阅资料身影，感动之际，我悄悄拍下了这张照片。对于普通人来讲这是一个极其平常的周日的夜晚，经历周末休息，再补个充足的睡眠就可以开始下周的工作了，但周教授和李教授却在这样一个夜晚，牺牲休息时间，同时出现在科室里，殚精竭虑地挽救患者的生命。教授们不舍昼夜，对我日后的工作产生了很大影响。那夜，不平常，患者很幸运，有这样的医生保驾护航；学生很幸运，遇到这样的老师言传身教。我很庆幸自己当时按下了手机快门，留下了我在同济血液学习最珍贵的记忆。

（贺少龙，山西白求恩医院·同济山西医院，

血液科医生，2020.10—2021.4 于同济医院血液科进修）

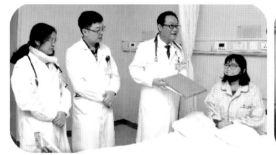
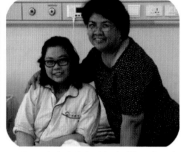

▲（图1）麦吉在同济医院接受 CAR-T 治疗　▲（图2）麦吉康复后复诊时与母亲的合影

讲述照片中的故事 *6*
迪拜女孩麦吉
在武汉"绝处逢生"

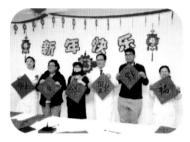

▲（图3）麦吉庆祝生命的重生

　　2016年，身患急性淋巴细胞白血病的迪拜女孩麦吉，在其他国家经历了化疗、骨髓移植失败后，开始向全球求助。一天，她的父亲在网上搜到了同济医院可以治疗白血病的信息，尝试着写了一封邮件发给同济医院血液内科主任周剑峰教授。周剑峰教授诚恳而细致的回复，让他们决心跨越大半个地球来到武汉光谷院区。然而，在回输CAR-T的第三天，麦吉出现了高热、呼吸困难、血压下降等危险的症状，经过周剑峰及李春蕊教授团队密切观察及时处理，最终出现了奇迹,第四天,麦吉开始好转。而那晚周剑峰教授的微信这样记录着"预测未来的最好方式是付诸行动。也许医务人员无法违背自然规律，但每天进步一点点，我们便能够无限接近疾病的规律，把可能性发挥到极致！"最终，经过治疗团队不懈努力，麦吉的白血病获得了长期缓解。今年，麦吉再次来到了同济医院进行了复查，也成为同济医院血液科毕业榜上的一员。

从回输 CAR-T 到现在已经六年，麦吉的每次复查结果都显示癌细胞持续消失。现在的她重拾了对生活的信心，成为一名自由摄影师。麦吉的成功治愈让更多国内外白血病患者燃起希望，也鼓励很多绝望中的白血病患者前来武汉同济医院治疗。

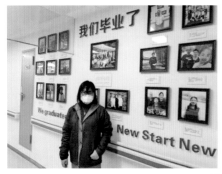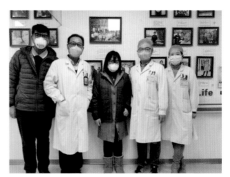

▲（图4）是麦吉康复6年在武汉同济血液科毕业榜前留影

后悔没有给您一个拥抱

幸运星

在白雪世界 / 快乐岛病友群中，许多病友的心愿就是给周教授一个大大的拥抱或留下一张与他的合影。

2019 年 5 月的一次患者教育会上我实现了愿望，挽着周教授合影，我一直珍藏着这张照片。

我是一名来自福建的弥漫大 B 淋巴瘤病人，因为我的病原发耐药，治疗非常困难，在使用了很多治疗方案仍走投无路的情况下，我有幸认识了

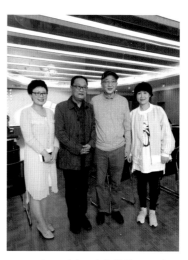

▲（图 1）与周剑峰教授的唯一合影

白雪世界于老师，经他介绍，我抱着破釜沉舟的决心来到武汉问诊周教授。仍记得第一次在门诊见到周教授时，他儒雅、随和、有强大的气场。

话未出口，我就已经哽咽。他温和地说："不急，慢慢说。"我讲述了自己的治疗经历，也表达了自己的绝望。周教授对我说："你现在状态非常好，我们有武器，你将会成为我的金牌病人的。"这句话给我和爱人带来了生的希望，

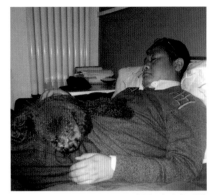

▲（图2）疲惫睡着

我想也是因为这句话产生的无比强大信念，奠定了我战胜病魔的基础。

2018年11月，我回输了CD19和22CAR-T，3个月后的PET、CT检查显示我CR，这是我确诊治疗了近2年首次CR，我们全家流下了激动的泪水。现在我已经CR3年半了，周教授和他的治疗团队让我能好好活着，享受人间烟火。这几年，每次看到周教授在快乐岛的留言和病友拍的照片，我心疼得无法呼吸。每天有那么多生命等着他挽救，几乎没有多少休息时间，迅速苍老憔悴，可我们给他的关爱太少太少。

看着这张周教授下门诊回家倒在沙席上疲惫的睡着了的照片，我的眼泪就止不住的流下……我只能在群里留言，让他一定要多休息，不要太劳累。哪成想，2022年3月27日惊闻噩耗，我心如刀割，泪流满面，这是血液医学界多大的损失啊？我与病友们一样真后悔没有给您一个拥抱。

周教授是我和众多病友心中的支柱，他永远活在我们心里！我们都是他生命的延续，继续享受人间烟火！想念您，我敬爱的周剑峰教授！

父爱如山，陪着女儿长大

钟勇

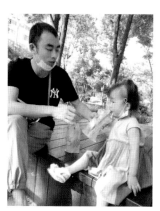

▲与女儿两岁生日合影

2018 年，一位患者刚得知要当爸爸时，命运却与他开了一个"玩笑"，他被查出患了渐变大 B 淋巴瘤（表达 CD30），他来到武汉同济医院，多次化疗后效果不佳。周教授建议 CAR-T 治疗，由于对 CAR-T 的不了解，他有许多顾虑。他加入了白雪世界病友群学习了许多关于 CAR-T 治疗的常识，消除了顾虑，在当年 7 月大胆的接受了 CD30/CAR-T 的治疗。

命运再次做出了有意义的安排，在他回输 CAR-T 细胞的那一天，他女儿也来到这个世上。到 2022 年 7 月，帅哥已经 CR 满 4 年了，早回归了正常生活，女儿也已经上了幼儿园。现在，他们一家人正在实现周剑峰教授的遗托：好好享受人间烟火。

讲述照片中的故事 *9*

为母则刚，陪着女儿一起长大

崔瑶瑶

2017 年我怀孕了，要当妈妈了。但在怀孕期间就一直咳嗽，2017 年 7 月（宝宝 24 周）还因胸腔（心包）积液在武汉同济医院住了 20 多天院，能做的检查都做了，查不到原因。直到 10 月 8 日，我的右侧颈部淋巴结肿了起来了，医生马上安排住院剖腹产，随后活检确诊为弥漫大 B 淋巴瘤。

记得刚确诊转到血液科那会儿，刚生完孩子才几天而已，胳膊痛，一

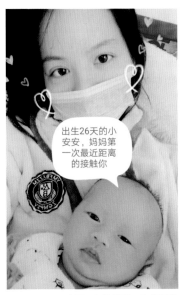

出生26天的小安安，妈妈第一次最近距离的接触你

▲（图 1）妈妈第一次接触你

直咳嗽，憋气到不能说话，不能躺着睡觉（整天都跪在病床上），吃不下任何食物，那滋味生不如死，外加这么年轻就确诊了癌症，每天做

各种检查,面对"一眼望到头"的未来,我没有了求生欲望。每个人都小心翼翼地照顾我的情绪(总感觉是因为要保住宝宝才拖到现在这样),这导致我拒绝跟任何人沟通……

有一天早上周剑峰教授来查房时,问我什么我都不理会,突然周教授问了一句:"宝宝出生几天了,还好吧?"瞬间,我又燃起了生的希望

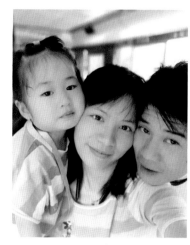

▲ (图2)康复四年后的全家福

(终于有个人记得我刚生了宝宝)。我嘴角上扬说:"一切都挺好的!"也不记得当时都聊了啥,只记得聊完以后心情好多了。从此,我很积极地配合医生的各种检查,配合护士的各种输液、吃药,配合老公的悉心照料!

一路走来都是绿灯,所得皆所愿!特别要感谢血液内科的医生护士们,因为您们的专业,我没有走弯路,感谢于老师(刚开始进白雪世界群时喊刚哥)和张国莉老师,因为您们的无私奉献,我找到了一个新家。还要感谢相互帮助、相互取暖的病友(家属)们,希望我们相互扶持,走得更远!

本来毕业(康复)四年的我拿到这份满分试卷该特别开心,可事与愿违,我的心里总感觉空落落的,不为别的,只为我再也不能听到您跟我说恭喜了……无限思念!

讲述照片中的故事 *10*

至暗中的一缕阳光

贾凤清

图 1 是猎豹刚哥于老师一直保存并转发给我的，拍摄于 2019 年 12 月 25 日，武汉同济医院血液科光谷院区的病房，记录了周教授行医工作日程中最普通和常见的一刻，但

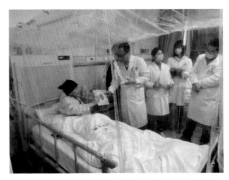

▲（图1）周教授行医工作日程

这张宝贵的照片是我与周教授唯一的一张合影！

那个坐躺在层流罩病床上，黑瘦、弱小的人就是我，而在病床前温和慈祥正关切地看着我递给我节日礼物的医生就是我的救命恩人——武汉同济血液科主任，我们最敬爱的周剑峰教授！

那天是圣诞节，周教授没有休息，也没有回去陪伴家人，而是和他的医疗团队来到了他经常加班随时战斗的地方——医院血液科。那

天一早，周教授来光谷院区查房，跟他一起的除了我的主治医生黄伟教授还有白雪世界／快乐岛病友群的爱心志愿者小分队的病友或家属。当年，白雪世界／快乐岛爱心志愿小分队发起了"小手牵大手祝您早日康复"活动，由来自武汉、福建、石家庄、广东的小朋友亲手绘制新年贺卡，然后由医生和爱心小分队志愿者送到治疗中的病友手中。该活动得到了上海瑞金医院血液科志愿者组织与武汉中南医院血液科的响应。当周教授在查房时亲手将贺卡送给了我，也把这一年的好运和祝福，以及对我的期待和鼓励一并传递给了我。此时，正处于人生至暗时刻的我看到了一缕阳光。感谢张老师和志愿者们记录下了这珍贵的一幕。

我是在 2015 年确诊的弥漫大 B 淋巴瘤，几经治疗多次复发到后来的滤泡合并大 B，腹股沟巨大包块并中枢侵犯，走投无路时，看到了猎豹刚哥于老师发表在之家的文章，找到了周教授，初见周教授是 12 月 2 日，第二天我就入住了光谷院区黄伟教授的治疗组，5 号采集 T 细胞时，虽然细胞制备很顺利完成，但我在减瘤化疗后出现了严重的骨髓抑制和肛周脓肿，并感染了败血症，尽管主治医生黄伟教授用了顶级抗生素依然高烧不退，当时赶来医院的弟弟和孩子就是做好了最坏的打算接我回家的，说实话，我当时腹部肿胀得连排小便都困难了，我也怕自己熬不过去了，除了对死亡的恐惧，还有更多的不甘心（因为当时除了自身疾病的危机还有一件未了之事就是递交给法院的二次起诉离婚还未判决，如若出现万一，我一辈子的心血将被居心叵测之人继承），精疲力尽的我更忘了那天是圣诞节，马上就是 2020 新年的开端了，没想到早上周教授来查房时带来了那么大的意外惊喜！当时，周教授亲手把贺卡送给我时对我说："节日快乐，感觉怎么样啊？现在尽快控制住感染，准备回输了！"哇！既然周教授都这样说了，那我肯定不是要挂了，而是一定会好起来的。感恩周教授给予的能量，让我在黑暗无助之中再次看到了曙光！感恩于老师、张老师的大手牵小手带来的温暖，我终于在 2020 年 1 月 13 日开始顺利完成了 CAR-T 细胞回输，而周教授亲手送我的那张凝聚着那么多人的爱心与鼓励带着温暖的卡片和一只贺岁金鼠一直陪伴着我渡过了武汉封城 76 天那段艰难的日子。尤其是出院后，我一个人在出租屋连续低烧的时候，那张被我摆放到目所能及之处的贺卡是我的重要动力，直到解封后我带着它回了老家。

后来我从张老师那里得知：周教授那天查房时把贺卡和祝福亲自送给全病区每个病友，整个过程下来，周教授非常辛苦，满身大汗。张老师回忆说当时我住在 1 号病床，周教授对我的病情和治疗非常关心，并根据我的经济条件嘱咐黄教授如何用药，非常令人感动！

图 2 拍摄于周教授送完贺卡，查看完所有病友后在会议室与病友家属做患教宣传的讲课与答疑现场。前排左二在黄亮教授和黄伟教授中间，右手扶杯，转过身，耐心与家属讲解问题的正是

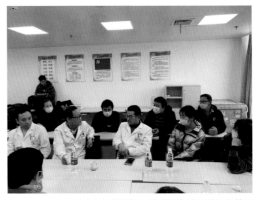

▲（图 2）与病友家属做患教宣传的讲课与答疑

周教授。在周教授后排戴粉色口罩神情低落的人是我弟弟，当时我因感染败血症而高烧不退，连续几日粒米未进，陪护我的孩子尚未成年，弟弟是接了黄教授的电话再次赶来武汉的，就在周教授这次来光谷院区大概两天前，我已把遗嘱寄给了律师，并对弟弟和孩子交代了身后事的处理方式，弟弟是来接我回家的，他很多时候都在病房外面打电话，每次回病房总是从侧面告诉我吃点东西才有力气坐车回家。可参加了周教授的患教会之后，他进了病房就对我说："姐你知道吗？那位大教授就是周教授讲得太好了，你还有希望的，控制住发烧就能回输了，有可能会好的，因为他治好了很多病重的人，刚才参加外面活动的人里就有教授治好的病友的家属们。"后来弟弟说和张老师倾诉了我的情况，张老师的安慰和鼓励也是至关重要的。

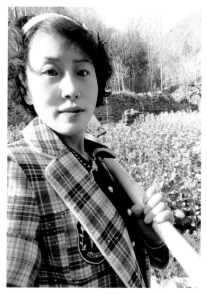

▲（图3）CAR-T两年半的我

图3是CAR-T治疗两年半的我，在家乡享受着田园生活。

周教授，感恩您和您的医疗团队对我的不放弃，在疫情期间那么艰苦的环境下治愈了我，很遗憾没能在康复后与您同框，也没来得及向您深深鞠躬，说一声谢谢，抑或奔向您，给您一个大大的拥抱，但您在我的心间永世长存！深切怀念您——我们永远的钢铁侠敬爱的周教授！

英雄就在身边

Rabbit 玉

　　道路两旁开得灿烂的宫粉紫荆提醒我，3月已经到来了；公园里满树繁花的黄金风铃木告诉我，3月已经到来了；南方特有的回南天也在示意我，3月已经到来了……以后，3月27日这一天将记录在我的记事本上，因为，这一天是敬爱的周剑峰教授离开我们的日子。以前那些英雄或学习榜样大多都是存在教科书上，而周剑峰教授是自己亲身的、在生活中接触到的英雄。

　　我爸爸是2016年4月被诊断为非霍奇金弥漫大B淋巴瘤的，之后的十个月时间都在化疗。本来想着，一切就这样顺利地进行着，可是2017年春节后，爸爸脖子上又长了一个肿瘤，我们都知道，是复发了……我们找到了广东省知名的淋巴瘤专家李教授，但这次复发检查发现有重要基因（TP53）突变，虽然李教授为此改了三次方案，结果仍不理想，爸爸脖子上的肿瘤还是以肉眼可见的速度迅速增长着，

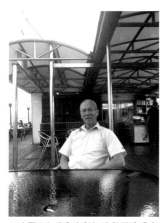

▲（图1）父亲在长江边做游泳准备

情况非常恶劣。于是，李教授为我们引荐了周剑峰教授，让我们马上到武汉同济医院找周教授，或许还有一丝希望。第一次见到周剑峰教授是在2017年8月。周教授出门诊时让我印象非常深刻的，并不是那亲民的门诊费和门诊室内外井然有序又安静的气氛，而是周教授一见面就能马上精准地把我爸爸的情况一一道来并提出一系列应对有效的治疗方案。只是简单几句话，一下子就让我从心底相信这是一位值得信赖的好医生。"起死回生，恩同天地；如此明医，芳垂万世。"是的，周剑峰教授就是这样一位德才仁义兼备的好医生。很快，2017年9月10日，爸爸进行了第一次CAR-T回输，毕竟爸爸当时已有64岁，年龄就摆在这，让我不得不担心回输后一系列的反应，可是，结果是我多心了。爸爸回输后，只是发烧了4天，其他都还好。周教授当时经常来查房，他应该也是担心爸爸的身体，每次查房后，他对爸爸的情况都很满意，笑容满脸地跟不太会讲普通话的爸爸聊着天……就这样，一个月后，爸爸脖子上的肿瘤已缩小了一大半，血象等情况都很好，刚好这时三妹妹给爸爸添了一个孙子，二妹妹也准备生产，所以爸爸很想回去看看，周教授理解爸爸的心情，所以只叮嘱我们一个月后要回来复诊，就让我们出院了。在回家休息的一个月里，王医生会发微信给我，询问爸爸的情况，并提醒我们在日常生活中要注意的地方，真的，我没想到这么忙碌、这么有名的医生能这样关注并关心我们这些平凡的病人，我心里不但感动，也非常感恩。2017年11月，在二妹妹也生产完后，我和爸爸回到武汉同济医院复诊，对比8月的时候，这次前往医院的一路上我们都欢歌笑语，心情轻松又愉快。这次复查，结果非常好，爸爸CR了，只是短短两个多月的时间，爸爸脖子上11厘米×8厘米的肿瘤消失了，周教授也很高兴，他说这结果比他预想的还好。接下来，周教授还建议我们在进行第二次CAR-T的同时，也加上自体干细胞移植，我马上答应了，因为我百分之百相信周教授，他提出这个建议肯定是对我们只有好处的。所以在2017年12月20日，爸爸进无菌病房并在几天后进行第二次CAR-T和自体干细胞移植治疗。过程很顺利，一个多月后，我们在春节前回到家，吃上了团圆饭，我可以拥有这美好的一切，都是因为遇上了周剑峰教授和他的医疗团队，千言万语都不能表达我们的感谢之情！

今年，爸爸CR快满五年了，用他自己的话说就是：他并不害怕死亡，可是活着，多看看孩子，多陪陪孙子，是一件非常幸福的事。感谢周剑峰教授及其团队，让我爸爸可以摆脱病魔，继续含饴弄孙，尽享天伦之乐，也让我们可以拍下这些珍贵的照片！

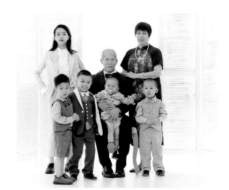

▲（图2）CAR-T四年后，爸爸妈妈和孙子女们的合影，其中有三个小帅哥是爸爸回输后才出生的

背影，来自父亲的回忆

龟派可可

这张图片引起我爸爸深深的回忆(前几天他太难受了，昨天才打起精神翻出手机里前年的照片，想与大家分享一下)：

2020 年 8 月，我爸爸马上进移植无菌病房前夕，为稳妥起见，又作了一

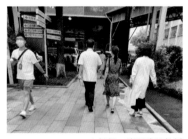

▲ 妈妈一路跟随周教授

次流式靶点检查，结果出来了，当天在周教授的门诊拿给他看过确定了靶点后，又在回住院部的路上偶遇了周教授，因时间较紧的缘故又带着一种"生死未卜"的心情，我妈妈心中有所担心很想当面再跟他聊两句，于是就见缝插针非常不好意思的一路跟随，周教授不顾劳累，不嫌麻烦还耐心开导、宽慰我们，叫我们放下思想包袱，因为他支持病人轻装上阵配合治疗。没想到，这段再日常和普通不过的工作之余的步行和背影，成了今天缅怀感恩周教授的难忘片段和心头的痛！

讲述照片中的故事 *13*

幸福的全家福

乔春玲

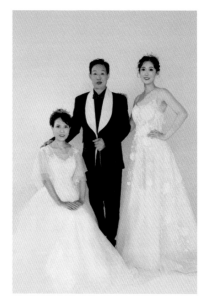

▲ 全家福

这张全家福拍摄于 2022 年 6 月 28 日，这天是我结婚 30 周年纪念日，也是 CAR-T 治疗 CR 第 4 年之期。

四年前的 6 月，也就是 2018 年，我 B 细胞淋巴瘤再次复发，在新疆本地医院穷尽所有的治疗方法后依然无效。我的主治医师江主任对我说，只有最后一条路可以试一试，去武汉同济找周剑峰教授做 CAR-T 吧。

当时，对江主任的这个建议，我内心是抗拒的，因为我在医科大学工作了这么久，也没有听说过 CAR-T 能治疗血液病，别说我不知道了，我问了血液科其他医生，都说没听说过。为了不辜负江主任的好意，也是不忍看到闺女的眼泪，心痛丈夫祈求的眼神，我悲壮地踏上了去武汉的飞机。

在同济医院血液科见到周教授的那一刻，我觉得我有救了。周教授说："放心吧，先住下来，我们会尽全力救治你，一切会好起来的。"

2018年6月21日，难忘的一天，我回输了CAR-T细胞，在周教授精心的治疗下，两个月后复查时，我就完全CR了，真是奇迹。

治愈后的我，现在每天出门散散步，看看花草，找朋友聊聊天，黄昏时，等着丈夫和闺女下班，为他们端上可口的饭菜，享受着人间烟火中的天伦之乐。

今年6月，我CAR-T治愈4年了，又逢结婚30周年纪念日，为了纪念这美好的日子，我们全家穿起礼服，照下了这张全家福。

如果周教授的在天之灵能看到我家这张幸福的全家福，他一定会很高兴的，我相信周教授一定能看到的。

追光人

猎豹刚哥

这张照片摄于 2022 年 3 月 25 日，当时人民日报健康客户端"人民名医"直播栏目邀请周剑峰教授向全国观众科普了 CAR-T 的临床应用。直播结束后，工作人员才知道，一小时的访谈，周剑峰教授的右手一直都在输着液，于是他们拍下了这珍贵的照片，这也是一个追光人留给世人最后的足迹。

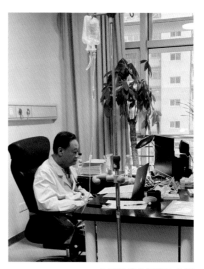

▲周剑峰教授输液直播

2014 年年底，在美国参加全美血液年会（ASH）的周剑峰教授捕捉到了一个重要信息——美国美少女艾米丽用 CAR-T 治疗白血病获得了成功。就像美国辛辛那提儿童医院黄刚教授后来回忆当年场景时说："剑峰非常兴奋，他说自己看到了一束光。"

他的老师、好友马丁院士说，周剑峰是为科学而生、为医学而生，他对科学的敏感性是常人不能比的。他第一时间就意识到CAR-T对血液病治疗的作用，并在国内率先开展转化治疗，取得很好效果，全国各地的许多病人都到同济医院接受CAR-T治疗，周剑峰已经成为国内乃至全球知名的杰出血液病专家。

周剑峰教授敏锐的科学嗅觉使他认识到，CAR-T免疫细胞疗法作为肿瘤治疗中独特而重要的选择之一，CAR-T治疗具有不可替代的价值。此时，人类与血液肿瘤抗争有近百年时间，经历了手术、化疗、放疗三大阶段，挽救了无数生命，但是对于复发难治血液肿瘤患者，现有技术已经山穷水尽，CAR-T治疗是一次革命的突破。

因此，他开始了追光之路……

他走访了美国几乎所有相关领域的专家，收集了大量的资料，他与他的团队开始了艰苦的攻关。

几年下来，他的团队在他的带领下实现了一次又一次重大突破，挽救了一个又一个生命，成全了无数家庭的幸福和团圆。但他却一天一天的变老，人们发现他的头发白了，眉毛白了，背也驼了。在他生命的最后几天，巨诺公司的黄卫经理常在他的身边，陪着他上下班。黄卫经理回忆说："看着他56岁的人就像70岁的老人，走几步都要停下来休息一会，特别是从太原出差回来以后，他的状态就更差了，但他嘴里却不停的讲述着他对 CAR-T 发展的向往，惦记着治疗中的患者。"3 月 25 日晚上，黄卫经理把他送到宿舍楼下，周教授找黄卫要了一支烟点上，他深情地说："等忙这一段时间，把 CAR-T 临床治疗指南推出来，我要好好放个假。"

马丁哽咽着说："周剑峰教授二十多年如一日努力工作，把工作摆在第一位，把患者摆在第一位，以同济医院的兴衰为己任。他代表了我们同济奋发向上的精神，但我们也看着由于长期的劳累，一个帅气的小伙子，头发眉毛都白了，眼睫毛也不扑闪了，背也驼了。看到网络上周剑峰教授一边打吊针一边用电脑打字的照片，那就是他最真实的写照。他太累了，该好好休息了，愿周教授在天上好生安息，我们永远怀念你。"

周剑峰教授的合作伙伴——武汉科技大学生命科学与健康学院院长、武汉波睿达生物科技有限公司创始人张同存教授回忆了他与周剑峰教授共同开发 CAR-T 的历程：2015 年，他与周剑峰教授于天津血液病年会上相识，后受周剑峰教授之邀，参加了周剑峰在武汉同济医院专门组织的 CAR-T 研讨会，这次学术交流开启了周剑峰教授 CAR-T 临床应用和研究之路，为了更好地使成果向临床转化，他们找来了风险投资人，成立了 CAR-T 生产公司。

张同存教授说：周剑峰教授具有对创新技术和前沿研究的敏锐力、追求新技术应用的迅速行动力。2015 年 10 月，周剑峰教授团队应用波睿达生物提供的产品，成功实施了华中地区首例 CAR-T 疗法，治疗的是复发的急性淋巴细胞白血病患者。"周剑峰心系患者，勇于担当，尽最大努力应用新产品去拯救濒死患者，在他的推动下，他的团队完成了十三项临床应用CAR-T伦理方案，那时，这在国内外都是领先的。"张同存说到。

张同存教授说："在当时的中国，为患者进行CAR-T治疗存在很大风险，研究者对CAR-T治疗的细胞因子风暴和并发症，没有任何经验，需要不断地探索。"从2015年起，每周三的中午，血液内科都要在同济医院光谷院区的病区办公室召开入组的CAR-T患者讨论会。当时参会的人不仅有临床的医生，还有来自企业的研究开发者和生物医学科学家。讨论会对入组的患者病情进展、疗效和不良反应，CAR-T治疗方案、危险评估、计划准备等工作，都详细讨论，所有关于CAR-T的临床结果，在这里第一时间得到反馈和修正，而这正是任何公司或医院都无法做到的。

正是这样的方式，使周剑峰教授团队在短时间内积累了CAR-T应用的宝贵经验，也培养了一批团队人才，使年轻一代的人才迅速成长为CAR-T治疗的行家，并取得了令人瞩目的成就。

2016年，周剑峰在全球首创的CAR-T"鸡尾酒"疗法，首次证实了联合靶向是克服免疫治疗后靶点逃逸阴性复发的有效方式，并由此而获评"中国2020年度重要医学进展"。

2019年，周剑峰又在全球首创了双靶点联用，采用CD19和CD22两种CAR-T细胞序贯回输的方法，用于复发难治性B细胞血液肿瘤患者的治疗。CAR-T 免疫疗法创始人之一、美国科学院院士卡尔教授来到同济医院，与周剑峰团队联合查房时，点赞了这项新的疗法。

多发性骨髓瘤是常见的血液恶性肿瘤，发病率占血液恶性肿瘤的10%，很多患者复发，陷入无药可治的绝望之中。周剑峰教授主导开发了 BCMA/CAR-T(T103) 临床试验,这项产品将在不久的未来上市,造福更多的病友。

2021 年 5 月，国际顶级血液类期刊 *Blood* 刊出一项来自同济医院周剑峰团队的重磅科研成果：使用新型 CAR-T 免疫疗法治疗复发难治多发性骨髓瘤，可达 100% 的有效控制率。一位来自河北的多发性骨髓瘤患者，在骨髓移植、化疗、放疗失败后来到同济医院，被周剑峰团队治愈。

2021 年 12 月，周剑峰团队又传出喜讯。由他们在全球首创的自体造血干细胞移植联合 CAR-T 免疫疗法被成功用于临床，一位患有弥漫大 B 细胞淋巴瘤并累及大脑等多部位的患者应用该疗法，顺利康复。这项新疗法将有助于累及中枢、睾丸、乳腺、子宫、卵巢等患特殊器官或部位的淋巴瘤患者获得更多生存机会。

这些成就使周剑峰教授从临床血液专家成为 CAR-T 治疗领域顶尖专家。

生命之花

左珊

又一年生日，再次感谢郑教授，曹教授，谢谢中法院区的所有护士小姐姐们！更谢谢周剑峰教授当初的不放弃 @ 钢铁侠！才让我又一次的拥有了许愿的机会。@ 钢铁侠 周教授，您看见了吗？我真的有很开心幸福地过好每一天！谢谢您！

"没有什么比生命之花更美丽"，这是您在群中给我的鼓励，我当时说想给您一个拥抱，但是没等来这一天，现在我每天都是按照您的嘱托：好好活着，享受人间烟火。

群里有一部分人是认识我的，也有很多新的小伙伴不知道我，今天我自我介绍

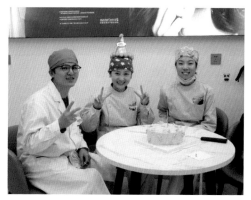

▲（图1）2022 年生日留影

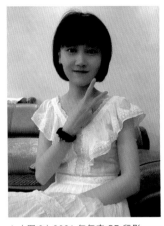

▲（图2）2021年复查CR留影

一下：我叫左珊，33岁，在去武汉之前，我已经连续化疗18次，放疗22次，从湖南转诊广州中肿，再到武汉同济找到周剑峰教授，因为周教授的一句："不放弃，咱们再试试！"我进入了无菌病房，做了干细胞移植加CAR-T！今年是移植后复查的第三年，持续CR！愿看到这段文字的病友们都能不放弃希望！坚持就是胜利！我可以，你也行！加油！

加油！让生命之花更加绚丽、动人！

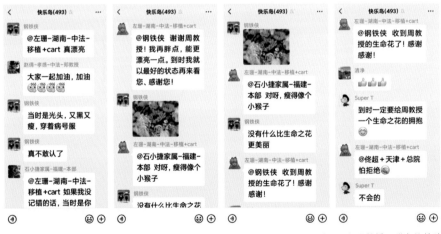

▲（图3）周教授及群友的鼓励

人体内的战争

——浅说 CAR-T 治疗

人类与癌症之间的抗争亘古长远，从文字记载有两千多年，而"狡猾""凶险"可以说是癌症的代名词。癌症是一种由基因突变引发的细胞无序增殖导致的疾病，是恶性肿瘤的总称（**包含由上皮细胞引发的恶性肿瘤，医学上称之为癌及其他细胞引发的恶性肿瘤**），随着人类寿命延长和环境污染等因素影响呈逐年增长的趋势，据世界卫生组织国际癌症研究机构(IARC)发布的"2021年全球最新癌症负担"数据显示，2021年全球癌症死亡病例为996万例，其中白血病患者31万例。在死亡的威胁下，现代医学从根治性切除手术疗法 、放射性疗法到药物化疗做出了全部努力，终于在一代又一代科学家及临床医生的探索下，CAR-T疗法出现了，它让全面攻克癌症成为可能。

　　艾米丽不是做CAR-T的第一人，却是推动CAR-T治疗发展的里程碑式的代表人物。

　　2017年8月31日，是难忘的一天！

　　这一天，美国食品与药品管理局（FDA）批准可用于CAR-T疗法的Tisagenlecleucel（司利弗明）上市，用于治疗难治或至少接受二线方案治疗后复发的B细胞急性淋巴细胞白血病（ALL—B）。这是全球首个获得批准的CAR-T疗法，也是美国市场的首个基因治疗产品，具有里程碑式的意义。这一产品的获批，是25年来科学家不断研究探索的结果，也是艾米丽家人努力的结果！

艾米丽完美的临床试验效果，给无数血液肿瘤患者带来了生的希望，也创造了很多生命的奇迹。

艾米丽的成功治疗经历，也让中国的追光者看到了人类战胜肿瘤的希望，一批包括周剑峰教授在内的追光人用了近十年的努力，让中国的 CAR-T 声音出现在了国际舞台上，取得了与世界水平共进的成就，2021 年，随着两款 CAR-T 产品在中国获批上市，中国正式进入 CAR-T 治疗元年。

1

艾米丽父女与中国病友讲她的 CAR-T 治疗故事

世界上第一个接受 CAR-T 治疗的孩子艾米丽与父亲在 2020 年世界淋巴瘤日白雪世界 / 快乐岛发起主办的大型线上活动《讲述我们自己的故事》中为中国病友讲述了艾米丽在 2012 年接受 CAR-T 治疗的全过程，以及他们所经历的心理历程，希望能给中国病友带来鼓励。

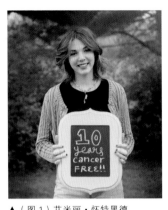

▲（图1）艾米丽·怀特黑德

艾米丽父亲："艾米丽·怀特黑德，她是世界上第一个接受新型免疫治疗的孩子，她的癌症被治愈了。在世界淋巴瘤日来临之际，我很荣幸能与大家分享我们的故事。她于2005年5月2日出生，她一直都非常健康。直到她五岁生日后，在一夜之间突然生病了，她的腿非常的痛。我们去找医生，诊断出她患有严重的急性淋巴B细胞白血病。2010年我们从标准治疗开始，做了28个周期的化疗，她得到了缓解，并且保持了16个月。然而，在2011年10月，进行血液常规检查时，医生发现她已经复发了。医生告诉我们，她生存的机会从90%下降到不足30%。在那个时候，我们试图找到一个合适的供者进行造血干细胞移植，并已经确定了一个非亲属捐赠者。艾米丽是我们唯一的孩子，我们做了几次移植前的化疗，但最终在2012年2月，我们被告知她第三次复发了，让我们回家。于是，我们给费城儿童医院打了电话，告诉对方说我们想过去治疗，但不是去临终关怀中心。在我们打过两次电话之后，我们已经想把她带到俄克拉何马州临终关怀中心时，费城儿童医院的医生通知我们，他们昨天刚刚开始JCAR-T细胞临床试验，让我们非常惊喜。所以，我们在3月1日转到那里，艾米丽在无菌病房中过了6个星期，把她体内成千上万的T细胞提取到实验室，并将它们培养成癌症的克星。当她回输CAR-T细胞后因严重的炎症因子释放综合征，她昏迷了 14 天，依靠呼吸机呼吸，但终于在 7 岁生日那天醒来，她尽管很虚弱但回来了。在治疗 23 天后，她已经完全没有了癌细胞。所以，从那时起，我们花了很多时间，开始创办基金会来帮助其他孩子和其他成年病人了解 CAR-T 疗法或了解进一步的免疫治疗研究。我们很幸运地告诉大家，她现在已经康复 8 年了。她现在身高 5 英尺 10 英寸（约 1.778 米），进入高中二年级学习了，她成绩很好都是‘A’。因此，我们很受到鼓励，也希望能鼓励每一个仍在与癌症作斗争的人。永远保持积极的态度，保证我们家庭圆满幸福。更少毒性的免疫治疗征服癌症正变为可能。我们喜欢周游世界，和大家分享我们的故事。我们希望疫情结束后，当可以安全出行时，我们希望来到中国，在传播免疫治疗知识的同时，也筹集资金帮助更多的病人生存。现在，我想把视频交给艾米丽，让她告诉你们她目前的最新情况。"

艾米丽："大家好，我是艾米丽·怀特黑德，是世界上第一个 CAR-T 细胞治疗的孩子，现在已经 8 年没有癌症了。我现在 15 岁，刚上高中二年级。现在，疫情期间正在家中隔离。癌症研究挽救了我的生命，我也试图帮助许多来自不同领域的其他人，希望都得到同样的结果。我非常高兴我首先参加的治疗方法也帮助了淋巴瘤患者。我喜欢旅行，我希望有一天能访问中国，继续你所做的伟大工作，记得每天微笑。"

艾米丽父亲："最后，还想借此时间祝福白雪世界的病人组织、希望（快乐）岛的病人组织、武汉同济医院的周剑峰博士、继续你们所做的伟大工作，因为你们的努力，会有更多的人活下来。谢谢你们！"

2

微观世界的烟与火
——CAR-T 细胞攻击肿瘤细胞的真实场景

（图 1）准备发起攻击的 CAR-T 细胞，这个细胞把紫红色颗粒集中于一侧，进攻预备之中。(**本图版权属武汉同济血液实验室**)

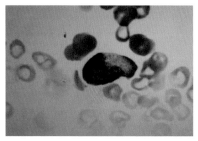

▲（图 1）

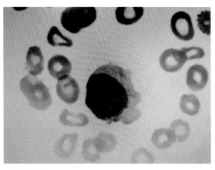

▲（图 2）

（图 2）此图是已遭攻击，即将解体的癌细胞，即便这个癌细胞配备了 TP53 突变等等超级武器，也经不住紫红颗粒的致命一击，那可是死亡之吻。(**本图版权属武汉同济血液实验室**)

大家看了以上两张照片是否能联想到现实（宏观）世界战争的烟与火的场面呢？

实际上，我们人类身体是由多细胞组成的"命运共同体"，这众多细胞分工合作就是完成唯一而伟大的使命"DNA 的传宗接代"，DNA 是"自私"也是排他的。为了保证 DNA 的相对纯洁性，人体（或生物体）内有一整套系统完成抵抗外来生物体的入侵（各种感染）与消除自身的变异成员（肿瘤细胞等），这套系统又称"免疫系统"。这套系统是一个相当复杂与精密的体系，保证了我们 DNA 正常的传承。但是，由于种种原因，这套系统一旦出现问题，人体就会出现疾病，如新冠病毒感染（免疫系统没见过此类病毒，无法早期识别并清除）、肿瘤（自身细胞病变并逃脱免疫监控）。

在免疫体系中，有一个重要的成员：T 细胞。

平时 T 细胞进攻的方式是在识别了肿瘤特殊表面标志之后，伸出触角，融合在癌细胞上（著名的"天使之吻"）并打孔，然后将紫红色颗粒（细胞毒素）释放到癌细胞内，这些紫红色颗粒比任何药物都厉害，直接解体癌细胞，使癌细胞膨胀并破裂，随后分解成为碎片，再由细胞清道夫（巨噬细胞）将它们清理干净。

道高一尺，魔高一丈。癌细胞为了逃避免疫细胞的打击往往会"伪装"，改变或调低它自身上特殊的表面标志，使 T 细胞失去打击目标。

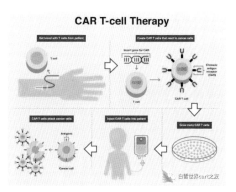

▲（图 3）CAR-T 治疗的全部过程

为了改变这种局面，CAR-T 治疗方案就应运而生了。

CAR-T 是一种新型治疗型 T 细胞，通过基因工程在 T 细胞表面表达可识别特定肿瘤抗原的嵌合受体，能特异性杀伤肿瘤细胞。区别于传统的化疗药物，CAR-T 疗法使用的药物可以说是"活"的药物。

从结构上来看，CAR-T 细胞由两个部分组成：CAR 和 T 细胞。其中 CAR 可以理解为"导航装置"，T 细胞则可以比作人体内的"家园卫士"。简单来说，CAR-T 疗法就是将人体中用于攻击癌细胞的 T 细胞采集出来，在体外进行工程化改造，装上能识别特定靶点（细胞表面蛋白）的 CAR，经数量扩增后回输到病人体内，这样，CAR-T 细胞就能完成杀死特定肿瘤的任务。

让我们期待人类征服"癌魔"的那一天吧。科学技术日新月异，活着就有希望，加油！

（作者：猎豹刚哥）

3

中国 CAR-T 治疗的现状与未来

2021 年中国正式进入 CAR-T 治疗元年，年内相继有复星凯特公司与药明巨诺公司的两款 CAR-T 产品获批上市，对每个专业的医务人员来说，在其整个专业成长的路上，遇到细胞治疗或免疫治疗史上的突破或里程碑式的进展的机会并不是特别多。回顾医学发展的历史，在血液病学领域大概有一些里程 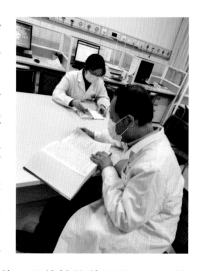 碑，如分子靶向治疗里第一个单克隆抗体、双特性抗体以及 PD-1 抑制剂的出现，都可以称得上是一种突破。但 CAR-T 治疗完全开启了另一扇门，它跟现有的治疗理念是完全不同的，因为它是一种活的药物。CAR-T 治疗第一次尝试把细胞输入人体，让它自然存在，这属于一次性治疗，患者可以获得非常好的生存机会，减少入院治疗的次数，因此，这几乎是一种理想中的治疗模式。从现在来看，细胞治疗仍然处在蓬勃发展的开始阶段，在未来的 5~10 年，细胞治疗会得到长足发展，占据肿瘤治疗领域的半壁江山。

那么，中国的CAR-T治疗未来会朝什么方向发展呢？

第一，现在接受CAR-T细胞治疗的患者是经过二线及以上治疗后复发难治的患者，未来或许可能让患者在短暂化疗后或者无化疗直接进入CAR-T细胞治疗，迅速获得痊愈的机会。这方面国际同行已经在开展研究。如果患上恶性肿瘤的病友能够迅速地回归正常的生活，回到工作的岗位，这是无数人的期待，细胞治疗也许可以带来这种希望。

第二，目前我国细胞治疗已经在DLBCL上获得了成功，在国外，细胞治疗在套细胞淋巴瘤中的适应症已经正式获批，未来CAR-T疗法在B细胞淋巴瘤、T细胞淋巴瘤，甚至在所有的血液肿瘤中广泛应用的信号越来越强烈，细胞治疗的未来轮廓越来越显现。

第三，CAR-T疗法开发的前期成本非常巨大，不仅包括资源、经济的投入，更多的是一些开拓性、制度性的投入，所以现阶段CAR-T细胞治疗的价格比较昂贵。如何把CAR-T治疗变为一个可及性非常好的治疗方法是无数人的希望，希望在不久的将来可以实现。

第四，现阶段CAR-T治疗的过程还是比较复杂的，全世界包括中国同行们，都在创造了一些革新性的治疗，比如不需要采集患者细胞，直接实现对体内细胞的免疫治疗等，这也是非常令人期待的未来发展方向。站在现实阶段，在现有的技术方法层面，通过工艺的改进以及产品的开发，把CAR-T治疗的成本下调，降低或缩短患者在肿瘤治疗过程中的痛苦，使患者在非常短的时间内从痛苦的边缘回归正常生活，继续扮演生活中的角色，这也是一个非常值得期待的未来，是医生和患者极大的幸运。

第五，这是一个更高的展望，过去，中国的细胞治疗领域走的是学习的道路，未来希望研究者们能够创造出更多原创性的成果，让人耳目一新，让颠覆性的技术和药物能够出现在中国的大地上，更好地服务于患者，帮助患者早日结束痛苦。当然，梦想的实现需要很多人的努力以及漫长的历程，我们团队作为中国细胞治疗领域的局部缩影，也在持续不断地努力，希望能跟全国的同行，以及企业合作，共同开创新的天地。

最后，非常感谢复星凯特、药明巨诺等企业创造了机会，让中国终于开启了 CAR-T 治疗商业化的历程。商业化不等于商业收入，而是意味着 CAR-T 治疗被正式认可，进入了主流的医学治疗体系，因此非常感谢企业，以及同行们在 CAR-T 领域做出的努力，也非常感谢推动领域前进的病友和志愿者们。

（作者：周剑峰）

4

选择一款适合自己的 CAR-T 产品

近年来，CAR-T 治疗在中国也得到了迅速发展，效果也非常显著。但近 200 家医院 (近百家生物公司产品) 开展临床试验也让许多病友面临选择困难。选择一家适合自己的 CAR-T 临床是非常关键的，也是病友提问题较多的点。

下面给大家提供几个维度作为选择的依据。

一、了解国内临床试验的管理特点

目前 CAR-T 治疗尚未国内上市，国内所有 CAR-T 治疗都是临床试验阶段，而我国临床试验是双轨制管理。

一类是 CFDA 注册的临床试验，一类是卫健委注册的临床试验。

CFDA 注册的临床试验是药企以上市为目的发起的临床试验，一般入组人数少，要求苛刻，限制条件多，但个人支付的费用也相对较少。

在卫健委注册的临床试验是研究者发起的临床试验，是以探索治疗效果与临床治疗新方法为目的。一般入组要求相对宽松，限制条件少，但需付一定费用。

选择 CFDA 组首先要考虑四条：

(1)病情与病人状态是否符合入组条件。

(2)病人是有时间拖的起（入组筛查时间较长）。

(3)试验组治疗组合单一，是否能控制病情。

(4)后续治疗。

而选择卫健委注册临床的病友则应更多考虑经济毒性。

二、了解产品的特点：

近百家生物公司的产品存在着较大的产品差异化。深入了解产品的特点也是病友非常关键的功课。

1. 产品的代际

CAR-T 产品已经历了四代产品，目前，二代、三代和四代在市场上共存，各有优劣。

第一代 CAR-T 没有共刺激区 CAR-T 细胞进入体内不能扩增，很快就衰竭了，治疗效果不佳。

第二代 CAR-T 使用了 CD28 或 4-1BB 共刺激区。CD28 刺激 T 细胞激烈一些，CAR-T 细胞扩增强烈，但衰竭也快，人称快 CAR-T。4-1BB 刺激 T 细胞温和而持久，人称慢"CAR-T"。

快 CAR-T 治疗大肿块 / 高负荷病人效果明显，但由于衰竭快，从而易复发。

慢 CAR-T 持续时间长，但扩增温，有时对大肿块 / 高负荷有些力不从心。

第三代 CAR-T 是由 CD28/4-1BB 双共刺激区组成，但由于

CD28 与 4-1BB 的平衡调校技术难度大，许多公司放弃了第三代回归第二代。

第四代 CAR-T 是二代基础上加上一些基因因素，如敲除了 CAR-T 细胞上的 PD1 基因。

2.T 细胞来源

根据 T 细胞来源又可分为：自体来源与异体来源。异体来源分为亲缘、脐带血、供者与通用型。

3. 根据抗体来源可分为

鼠源抗体、羊驼源抗体、人源化抗体、全人源抗体。

4. 根据靶点可分为

单靶 CAR-T、双靶 CAR-T、多靶 CAR-T。

三、选择合适的医院

(1)医院使用 CAR-T 的产品特点与技术储备。

(2)医院临床试验的经验与数据。

(3)医院综合救治实力。

(4)临床试验的技术组合。

希望以上的一些个人体会能给病友提供一些帮助（个人观点仅供参考）。

（作者：猎豹刚哥）

5

不要走投无路才想到"CAR-T治疗"

在"免疫治疗临床与造血干细胞移植大会"彩虹桥环节中，猎豹刚哥重点提了两个问题：

问题一：经济毒性一直是肿瘤病人治疗中的一个主要问题。想问一下周剑峰教授和范磊教授：CAR-T目前从国外上市的产品定价都是比较贵的，对中国病人来讲很难承受，你们认为中国应该如何定位CAR-T，让CAR-T病人减少这种毒性的困扰，更加受益呢？

专家观点：CAR-T目前在国际上上市三个产品定价都在40万美元左右，日本也在3900万日元之上。CAR-T产品生产成本在8万美元左右。国内上市如何定价？目前未知。

让国人用的起，只能国家医保与商保解决了。另外，降低成本也是一个方面，比如：通用CAR-T的产品以及普及后的成本下降。

问题二：我们白雪世界/快乐岛群在9月13日世界淋巴瘤日的活动中，开展了一个病友"讲述自己的故事"的大型线上活动，得到病友和家属们的广泛关注，收看人数达到近两万人次，其中许多专家都认为CAR-T治疗是一个系统工程，并已经达成广泛共识。CAR-T

治疗的系统化管理是治疗效果的根本保障。

CAR-T 治疗大体分为三个阶段：① **CAR-T 前期的评估、前期治疗**（包括肿瘤分型与危重因素评估、降负荷，并发症的处理）。② **CAR-T 回输治疗阶段**（包括预处理、回输、CRS 反应与 CRES 反应处理、感染的预防与治疗）。③ **CAR-T 后期管理**（包括 CAR-T 动力学跟踪、CAR-T 后期调校、感染防控与治疗）。

费用差异问题：实际上在国内 CAR-T 没有上市的这一个阶段，制备费用各医院与生物公司都是免费的，在这一项没有差异。

具体到治疗上，差异产生的原因主要如下：

(1)病人的基本状态，基础病与并发症的处置，其中包括各种感染。许多到医院寻求 CAR-T 治疗的病友基本都末线治疗无效的病人，长时间多线的治疗各种脏器损伤严重，骨髓造血功能严重抑制，各种感染尤其是耐药菌感染，CAR-T 前与 CAR-T 中这方面会有很大的费用支出。

(2)前期的评估检查的差异，各医院的评估体系有一定差异。

(3)回输过程感染的差异与对 CAR-T 状态监控的检查差异。

(4)回输后的监测跟踪与 CAR-T 状态的调校。

专家建议：不要把 CAR-T 治疗放在走投无路时才想起来，大家应该在达到可做 CAR-T 的标准前提下尽早做，这样，不仅费用低，效果也会更好。

（作者：猎豹刚哥）

6

周剑峰教授谈 CRS 反应与处理（节选）

（1）CRS 反应临床症状：如发热、低血压、低氧血症、神经精神异常、乏力、肌肉酸痛、食欲减退、腹泻、消化道出血、肝肾功能损害、肺出血、心率失常、心脏骤停、凝血功能异常等 [1]，其中以发热、低血压、低氧血症、神经精神异常最为常见，需要密切关注。除此之外，我们在临床 CAR-T 细胞治疗的实践过程中，也曾有消化道大出血、弥漫性肺泡出血、心律失常、心脏骤停、严重凝血功能异常等少见情况发生，每种情况若处理失当，则会严重威胁患者的生命，均需要在早期密切关注，及早干预。

（2）发生 CRS 反应的相关因素：CRS 的发生及严重程度与以下因素密切相关：①肿瘤负荷：一般来说，肿瘤负荷越重，CAR-T 细胞治疗后发生严重 CRS 的概率越高；② CAR-T 细胞结构：CAR-T 细胞制备的过程中其结构亦对 CRS 有重要影响，使用 CD28 作为共刺激分子，会在短期内使得 CAR-T 细胞迅速扩增，杀伤肿瘤细胞的同时，CRS 也可能会加重；使用 4-1BB 作为共刺激分子，则早期 T 细胞体内扩增则相对缓和，而且在体内维持的时间较长；此外，第三代 CAR-T 细胞相较于第二代的杀伤效应增大，不仅能够加强 CAR-T 细胞特异性识别肿瘤抗原及结合等能力，更能显著扩大由胞外区传递的细胞信号，引起下级细胞杀伤作用的级联放大，相应其带来的 CRS 可能会较第二代 CAR-T 细胞重；③输注 CAR-T 细胞的剂量：目前对于急性淋巴细胞白血病或淋巴瘤来说，并没有统一的标准剂量，但通常认为在相同情况下，输注 CAR-T 细胞的剂量越大，引发严重 CRS 的风险越高；④ CAR-T 治疗疾病的种类：我们的临床实践发现，针对不同的靶点或不同的原发疾病，其 CRS 发生的严重程度也有所不同，通常最重的是急性 B 淋巴细胞白血病，其次是 B 细胞淋巴瘤，比较平稳的是 B 细胞成熟抗原（BCMA）-CAR-T 细胞治疗多发性骨髓瘤、CD30-CAR-T 细胞治疗霍奇金淋巴瘤等。CD33-CAR-T 细胞治疗急性髓系白血病会引起严重 CRS 及其他并发症，不是一个极具安全性的靶点，我们团队正在寻求探索其他更为安全、高效的靶点。

(3) CRS 反应的处理：CAR-T 细胞治疗和异基因造血干细胞移植类似，均是一项系统工程，不只是输注 CAR-T 细胞那么简单。所以输前、输中、输后的处理均十分重要，关系到 CAR-T 细胞治疗的成功与否。根据上述提到的引起 CRS 的高危因素，我们将 CRS 的处理分为以下几个环节：①尽可能减低肿瘤负荷：抽取患者的 T 细胞进行 CAR-T 细胞制备之后，可根据患者的身体状况、二代测序等结果，选用一些对肿瘤敏感、但又不过于强烈的药物，其中包含靶向和抗体药物等，在回输之前，应尽可能地减轻肿瘤负荷，以减少回输后重度CRS的可能；②控制输注细胞的剂量：CAR-T细胞治疗前要详细了解患者的治疗史，例如是否进行过造血干细胞移植、胸部或全身放疗，某些化疗药物是否累积剂量过高；患者身体的一般状况、年龄，是否有并发症、原发疾病类型等，都是决定输注细胞剂量的关键因素，目前较常见的细胞输注剂量为每公斤 $10^6 \sim 10^7$，可以基本认为是安全范围。通常来说，细胞输注剂量从低到高依次为急性B淋巴白血病、B细胞淋巴瘤、多发性骨髓瘤、霍奇金淋巴瘤等。当然，针对的靶点不同，输注细胞剂量也不一样，通常来说 CD22 较 CD19 更为安全，输注剂量可以适当提高。③根据 CRS 分级情况进行处理：尤其注意高龄患者处理要更加积极，因此类患者在进行 CAR-T 治疗前即可能有各种并发症，某一器官功能方面的薄弱，可能成为 CAR-T 治疗成功的障碍。轻度 CRS 可进行对症、支持处理；中度患者可使用托珠单抗，无效可考虑加用糖皮质激素；重度患者除呼吸、血压支持外，糖皮质激素及其他的一些治疗手段必不可少，如血浆置换、床边持续性血液滤过、抑制过度活化的 T 细胞等。值得一提的是，在病理生理过程中使用了以巨噬细胞激活为特征的 CRS 后，铁蛋白会显著增高，此类患者纤维蛋白原会极大消耗，加之血小板也处于极低范围，极易使重要器官发生致命性出血，此时尤其要注意补充纤维蛋白原、血浆及血小板制品等。

7

讲述基因与染色体的故事

　　地球在几十亿年的历史长河中，孕育了包括人类在内的伟大生命，无论人类还是细菌，都来自同一种起源：即 DNA (脱氧核糖核酸)。DNA 是由腺嘌呤 (A)、鸟嘌呤 (G)、胞嘧啶 (C)、胸腺嘧啶 (T) (在RNA 中尿嘧啶 U 替代 T) 四种碱基以糖基 + 磷酸的长链为骨架组成的双螺旋结构。基因就是一段能编译出明确蛋白 (酶) 的 DNA 片断。

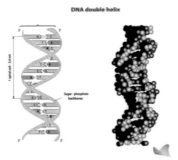

▲ (图 1) DNA 的双螺旋结构与 DNA 甲基化、去乙酰化

　　每一个人的生命起点和最简单的细菌 (单细胞生物) 一样，都是一个小小的细胞。这个细胞或者说受精卵是两个来自不同个体的细胞结合后产物，其中一个是来自父亲的精细胞 (只含有来自父本的 23 条染色体)，另一个来自母亲的卵细胞 (只含有来自母本的 23 条染色体)，

正是它们的结合创造了新的生命。数百万年的进化压力、反应、适应和选择都汇集到了这第一个细胞之中，它包含着合成人类生长发育所需蛋白

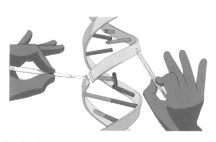

质的每一个遗传指令。所有这些指令都存在于大约30亿对核苷酸中，这些核苷酸对被称为"DNA碱基对"。据此估计，人类基因组包含的蛋白编码基因应该大概有25000个。这些基因被组装在了23对（46条）染色体中，因此，染色体实际上就是串联基因的载体。23对染色体中有一套来自母亲，另一套来自父亲。除了性染色体(XX或XY)以外，其余的22对染色体都是配对的，也就是说，每条染色体都携带着同样的指令（基因），但是它们在指导你的身体执行这些指令时有很大区别（其中表达性状的指令称为显性基因，而不表达性状的指令称为隐性基因，这也就是我们平日里说的孩子像妈妈还是像爸爸）。

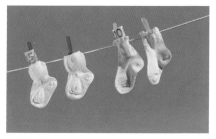

▲（图3）

（图3）基因与染色体的关系就像图中袜子与绳子的关系一样，染色体就像一根晒衣服的绳子，而基

（图2）染色体就像一根绳子把这些基因串联在了一起。

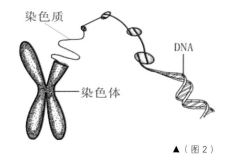

▲（图2）

因就是晒在上面袜子。可以形象的说绳子上袜子的数量多了就是扩增，少了就是缺失，挂错了绳子就是断裂重排。

人类是经过几十亿年进化而来的多细胞生物，人体中大概有 70 万亿 ~120 万亿个各种不同功能的细胞，这些细胞内都有一样的整套基因指导着它们进行分裂、分化、增殖、凋亡，从而保证人类的健康与活力。根据海弗利克极限人类的细胞一生中分裂 52~60 次，每次分裂都应该严格执行基因的指令进行，但是，由于种种原因在这样大数量的分裂中难免不发生错误，据统计我们身体中的基因一天会发生 50~100 万次复制错误，这些错误基本上能通过自身纠错系统（免疫系统）纠正，而当纠错系统发生问题时，这些错误就会积累下来形成基因突变。基因突变是造成肿瘤或其他基因性疾病产生的原因。

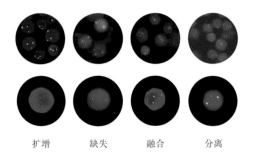

扩增　　　缺失　　　融合　　　分离

▲（图 4）FISH 检测到的基因在染色上的一些异常情况的图像

当细胞分裂时，基因的拷贝数常常发生错误（运气不好！）。当原癌基因扩增（拷贝数增加），而抑癌基因缺失（拷贝数减少）时，这个细胞就会成为无限分裂且永不凋亡的单克隆细胞（即肿瘤细胞）。比如：双表达型弥漫大 B 细胞淋巴瘤中大多数是由于原癌基因 BCL2 和

BCL6 扩增，而抑癌基因 MLL2 或 TP53 缺失引发的。

基因在复制过程中从原来染色体的位置上断裂引发的重排、融合、分离也是肿瘤产生的重因因素。大家在电影《我不是药神》中看到的病人就是由于基因从原来染色体上断裂并与另外染色体上的其他基因融合引发的慢性粒细胞白血病，这个融合基因就是著名的费城指数 (染色体)。

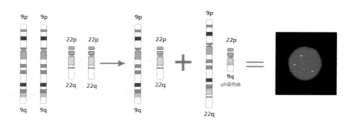

▲ (图 5) 费城染色体的成因示意图

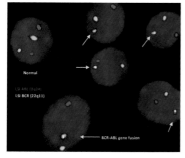

▲ (图 6) FISH 检测出费城染色体的图像

(图 6) FISH 检测出费城染色体的图像，左上是正常图像，分别为两条红色的 ABL 探针与两条绿色 BCR 探针。其他为检测出来有一条 BCR/ABL 融合形成的新基因。

从图 5、图 6 我们可以理解费城染色体是由于 22 号染色体上的 BCR 基因和 9 号染色体上的 ABL1 基因分别断裂后，BCR 基因一部分和 ABL 基因一部分重新拼接而形成了 BCR/ABL1 融合基因。由于这个异常基因，导致了异常蛋白（酪氨酸激酶）的表达，这是慢性粒细胞白血病（CML）及部分急性 B 淋巴细胞白血病（B-ALL-PH+）主要发病机制。针对由于费城染色体激活的异常蛋白（酪氨酸激酶）科学家研制了神药（靶向药）——格列卫（即酪氨酸激酶抑制剂），这种有针对性的治疗称之为靶向治疗。在弥漫大 B 淋巴瘤诊断时，双表达是病理（或免疫组化）检测出 C 一 Myc 蛋白与 BCL2（或 BCL6）蛋白异常高表达，被称之为双表达淋巴瘤。但高表达的原因可能是基因扩增引起的，也可能是基因断裂重排引起的。双打击弥漫大 B 淋巴瘤就是首先是 C-Myc 基因 (8q24) 断裂并与伙伴基因重排，并且同时 BCL2(18q21) 或者 BCL6(3q21) 基因也发生断裂重排导致的高危淋巴瘤，称之为双打击或三打击淋巴瘤。双打击一定是双表达，但双表达不一定是双打击。具体区分需做 FISH 检测来确定。BCL2 与免疫球蛋白重链基因 (IGH) 易位 T(14;18)(q32;q21) 是导致滤泡性淋巴瘤的根本原因。BCL2 基因易位，可能会使其被异常激活而阻止细胞凋亡从而导致肿瘤的发生。针对基因扩增、缺失、融合、重排、分离，现在可通过 FISH 检测进行检查。

二、基因的碱基错配引发的基因突变

基因就是能表达一定蛋白含义的 DNA 片段，而 DNA（脱氧核糖核酸）是由四种碱基排列组合而成的双螺旋体。ACTG 四种碱基以三个三个的组合组通过 mRNA 翻译成为二十种氨基酸（见附一），而这些氨基酸又组合构成了身体中的各种蛋白质（酶）。基因突变即是某一个基因的 DNA 分子中的碱基发生了替换、增加或者缺失引起的基因结构的改变，从而改变了蛋白质的功能，这种改变是肿瘤或基因病产生的因素。

常见的基因突变类型包括点突变，插入 / 缺失改变及重复改变。

点突变中主要有以下几种：

同义突变（Same Sense Mutation）

碱基置换后，虽然每个密码子变成了另一个密码子，但由于密码子的简并性，因而改变前、后密码子所编码的氨基酸不变，故实际上不会发生突变效应。例如，DNA 分子模板链中 GCG 的第三位 G 被 A 取代，变为 GCA，则 mRNA 中相应的密码子 CGC 就变为 CGU，由于 CGC 和 CGU 都是编码精氨酸的密码子，故突变前后的基因产物（蛋白质）完全相同。同义突变约占碱基置换突变总数的 25 %。

错义突变（Missense Mutation）

碱基对的置换使 mRNA 的某一个密码子变成编码另一种氨基酸的密码子的突变称为错义突变。错义突变可导致机体内某种蛋白质或酶在结构及功能发生异常，从而引起疾病。如人类正常血红蛋白 β 链的第六位是谷氨酸，其密码子为 GAA 或 GAG，如果第二个碱基 A 被 U 替代，就变成 GUA 或 GUG，谷氨酸则被缬氨酸所替代，形成异常血红蛋白 HbS，导致个体产生镰形细胞贫血，产生了突变效应。

再例如在 MCD 分型弥漫大 B 淋巴瘤的产生因素就是 MyD88（髓样分化初级应答基因 88）上第 265 位氨基酸错义突变（T>C），导致亮氨酸（CUA）向脯氨酸（CCA）的变化，加上基因 CD79b 的突变从而激活肿瘤坏死因子，激活 NF-κB 信号通路，构成了 MCD 分型，是一种愈后极差的淋巴瘤分型。

无义突变（Nonsense Mutation）

某个编码氨基酸的密码突变为终止密码，多肽链合成提前终止，产生没有生物活性的多肽片段的过程称为无义突变。例如，DNA 分子中的 ATG 中的 G 被 T 取代时，相应 mRNA 链上的密码子便从 UAC 变为 UAA，因此而使翻译就此停止，造成肽链缩短。这种突变在多数情况下会影响蛋白质或酶的功能。

对于基因的碱基错配的突变我们现在可通过二代测序（NGS）及 PCR 法（只能检测已知基因的已知位点）。

三、DNA 甲基化与去乙酰化

表观遗传学中的 DNA 甲基化与去乙酰化也高度影响 DNA 的表达与活性，在肿瘤产生中也起重要作用。我们会在其他文章中专门介绍 DNA 甲基化与去乙酰化这个专题。

附一:FISH 检测（引用 Kingmed Hematology）

FISH 即染色体荧光原位杂交(Flourescence in Situ Hybridization)，是通过荧光素标记的 DNA 探针与样本细胞核内的 DNA 靶序列杂交，从而获得细胞核内染色体或基因状态的信息。FISH

是将传统的细胞遗传学同 DNA 技术相结合，开创了一门新的学科。

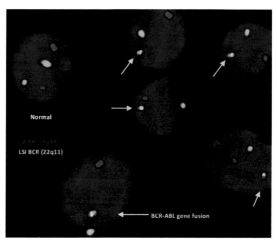

▲（图 6）FISH 检测出费城染色体的图像

目前临床上用于 FISH 检测的探针的荧光素大都是绿色的和橙红色标记，可大致分为染色体计数（着丝粒）探针（Centromere-Enumeration Probes，CEP），位点特异性识别探针（Locus-Specific Identifier Probes，LSI），染色体涂染（Paint，WCP）探针。其中 CEP 和 LSI 探针中的计数探针、融合探针及分离重排探针，在血液病诊断与预后分型中最为常用。

（作者：猎豹刚哥）

8

刚哥 CAR-T 治疗十问十答

1. 什么是 CAR-T 疗法?

CAR-T 即嵌合抗原受体 T 细胞免疫疗法。这是一个出现了很多年,但是最近几年才被改良使用到临床上的新型细胞疗法。和其他免疫疗法类似,它的基本原理就是利用患者自身的免疫细胞来清除癌细胞,但是不同的是,这是一种细胞疗法,而不是一种药。

2.CAR-T 治疗的过程?

简单来说分为五步。

(1) 从癌症患者自己身上分离免疫 T 细胞。

(2)利用基因工程技术给 T 细胞加入一个能识别肿瘤的细胞,并且同时激活 T 细胞杀死肿瘤细胞的嵌合体,普通 T 细胞立马华丽变身为高大上的 CAR-T 细胞。它不再是一个普通的 T 细胞,而是一个带着 GPS，随时准备找到癌细胞，并且发动自杀性袭击，与之同归于尽的"恐怖分子"T 细胞。

(3)体外培养，大量扩增 CAR-T 细胞，一般每个患者需要几十亿，乃至上百亿个 CAR-T 细胞，往往患者体形越大，需要的细胞越多。

(4)把扩增好的 CAR-T 细胞输回患者体内。

(5)严密监护患者，尤其是控制前几天身体的剧烈反应（原因会在后面解释），然后就搞定收工。

3.CAR-T 目前适合的病种?

由于 CAR-T 需要特异性靶点，目前只在 B 细胞肿瘤治疗中取得了可喜的疗效。急淋 B/ 高侵袭大 B 淋巴瘤 / 套细胞淋巴瘤 / 间变大淋巴瘤 / 骨髓瘤都有不错的治疗效果。

4.CAR-T 治疗有风险吗?

有风险。由于 CAR-T 过程中可能由于炎症因子引发细胞因子风暴 (CRS)、脑神经毒症、免疫依赖症、凝血功能障碍症等。严重时，甚至可威胁生命。上述风险在临床经验丰富的医院中总体可控，因此患者慎重选择医院很关键。

5. 造成 CAR-T 效果不好，甚至失败的原因?

CAR-T 目前影响效果，甚至失败的原因是多方面的。主要有采用的 T 细胞质量不佳,回输数量不足,CAR-T 细胞体内扩增环境较差,肿瘤标志物脱靶,肿瘤过大,肿瘤周边微环境差,CAR-T 细胞存活时间短,CRS 反,处置不当等多种原因。现在医生与科学家正在针对上述不同原因设计各种鸡尾酒疗法。

6. 什么是 CRS?

最常见的就是细胞因子风暴。

据查,CRS 是在 CAR-T 细胞完成输注后,使得 T 淋巴细胞被激活并快速增殖,引起细胞因子的过度释放。而这些细胞因子会介导多种免疫反应,引起患者发热、肌痛、低血压、呼吸困难、凝血障碍、终末器官障碍等临床表现。

也就是说,CRS 是免疫细胞在 CAR-T 治疗过程中爆发性地分泌大量细胞因子而造成的非特异性炎症反应。

7.CRS 反应是必然反应吗?

是的,CAR-T 细胞回输后,在靶细胞的刺激下,CAR-T 细胞会快速扩增,并释放大量的细胞因子,用来杀伤靶细胞。从这一点上来说,CRS 反应不仅仅是 CAR-T 治疗时的副作用,还是 CAR-T 细胞疗法产生疗效的临床表现,也就是说 CAR-T 诱发细胞因子风暴是不可避免的,只能密切观察,及时应对,尽量减轻患者的症状。

综上所述可以看出,CRS 的本质是一种不适当的免疫反应,由细胞因子与免疫细胞间的正回馈循环引起，症状为高烧、红肿、肿胀、极度疲倦与恶心，在某些情况下可能致命。CRS 有可能会对身体组织和器官产生严重的损伤，比如当其发生于肺部时，过多的免疫细胞和组织液可能会在肺部积聚，阻塞空气进出，并导致患者死亡。

8.CRS 相关细胞因子是什么？

细胞因子是由细胞分泌出来用于细胞间信号传导和通信的多种小蛋白质，具有自分泌、旁分泌和（或）内分泌活性，并且通过结合受体引发多种免疫应答。细胞因子的主要功能有控制细胞增殖和分化、血管发生、免疫、炎症反应的调节。与 CRS 相关的细胞因子主要类型及功能如下：干扰素（Interferon，IFN），调节先天免疫，活化抗病毒性质，抗增殖作用；白细胞介素（Interleukin，IL），白细胞增殖和分化；趋化因子（Chemokine），控制趋向性，募集白细胞，很多是促炎因子；集落刺激因子（Colonystimulating Factor, CSF），刺激造血祖细胞增殖和分化；肿瘤坏死因子（Tumor Necrosis Factor, TNF），促炎，激活细胞毒素 T 细胞等。

9. 如何检测 CRS？

在临床上，一般通过检查 TNF-α、IFN-γ（IFNG）、IL-6、IL-10、GM-CSF（CSF2）、超敏 C 反应蛋白、铁蛋白等细胞因子的上升指标来检测 CRS 的严重程度。

10. 如何控制 CRS 反应?

相关文献报道(L DeFrancesco, 2014),因 CRS 引发严重病情时,可以选择输注 IL-6R 单抗药物阻断免疫系统的激活,或者采用激素(地塞米松、甲强龙等)处理。CRS 的及时监控,直接决定着用药时间和药物选择,也影响着治疗效果。因此,将 CAR-T 细胞回输到患者体内后的一段时间内,要进行严密监控。

（作者：猎豹刚哥）

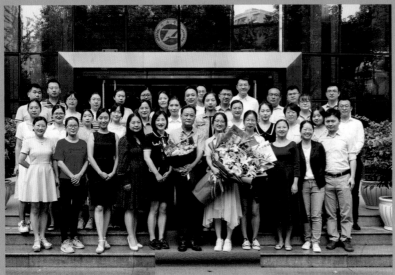
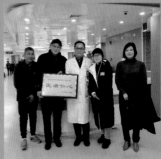
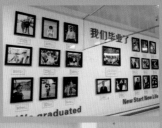

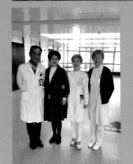

你是我的

半截的诗

半截用心爱着

半截用肉体埋着

你是我的

半截的诗

不许别人更改一个字

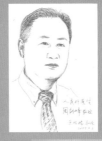
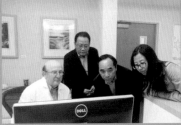

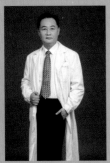
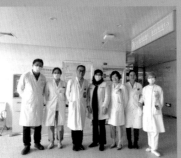
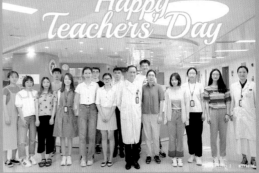

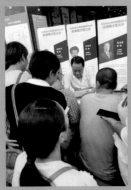
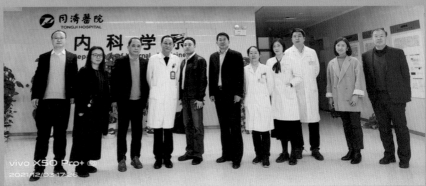

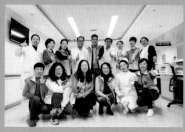

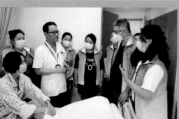

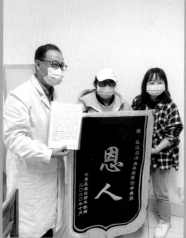

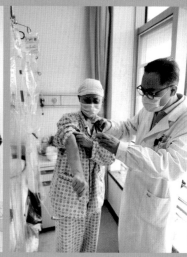

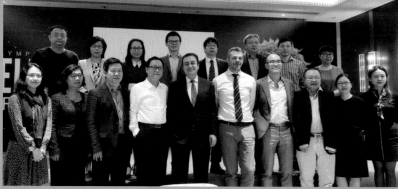

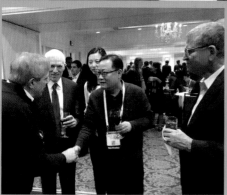

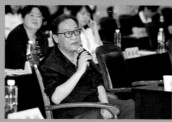

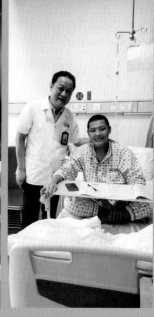

挚友已逝，幽思长存，只是平生湖海少知音！

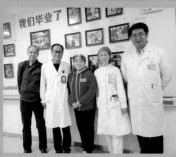

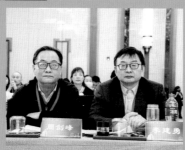

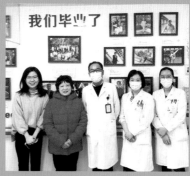